北京儿童医院
BEIJING CHILDREN'S HOSPITAL

福棠儿童医学发展研究中心
FUTANG RESEARCH CENTER
OF PEDIATRIC DEVELOPMENT

儿童健康好帮手

儿童康复训练分册

总主编 倪 鑫 沈 颖

主 编 吕忠礼 尚 清

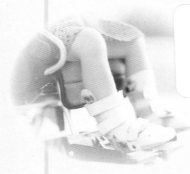

U0301242

人民卫生出版社

图书在版编目（CIP）数据

儿童健康好帮手.儿童康复训练分册/吕忠礼，尚清主编.—北京：人民卫生出版社，2020

ISBN 978-7-117-29431-7

I.①儿… II.①吕… ②尚… III.①儿童 – 保健 – 问题解答②小儿疾病 – 康复训练 – 问题解答 IV.①R179-44②R720.9-44

中国版本图书馆 CIP 数据核字（2019）第 281797 号

| 人卫智网 | www.ipmph.com | 医学教育、学术、考试、健康，购书智慧智能综合服务平台 |
| 人卫官网 | www.pmph.com | 人卫官方资讯发布平台 |

儿童健康好帮手——儿童康复训练分册

主　　编：吕忠礼　尚　清
出版发行：人民卫生出版社（中继线 010-59780011）
地　　址：北京市朝阳区潘家园南里 19 号
邮　　编：100021
E - mail：pmph @ pmph.com
购书热线：010-59787592　010-59787584　010-65264830
印　　刷：北京顶佳世纪印刷有限公司
经　　销：新华书店
开　　本：787 × 1092　1/32　印张：5.5
字　　数：85 千字
版　　次：2020 年 2 月第 1 版　2020 年 2 月第 1 版第 1 次印刷
标准书号：ISBN 978-7-117-29431-7
定　　价：29.00 元
打击盗版举报电话：010-59787491　E-mail：WQ @ pmph.com
质量问题联系电话：010-59787234　E-mail：zhiliang @ pmph.com

编者

（以姓氏笔画为序）

马彩云　郑州大学附属儿童医院

吕忠礼　首都医科大学附属北京儿童医院

李海天　首都医科大学附属北京儿童医院

李靖婕　郑州大学附属儿童医院

尚　清　郑州大学附属儿童医院

郑　华　首都医科大学附属北京儿童医院

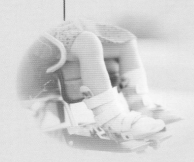

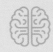

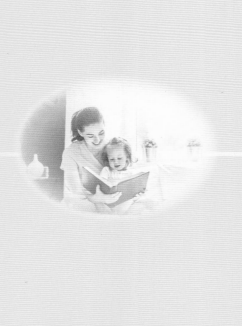

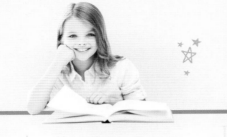

总序

Preface

　　2016 年 5 月,国家卫生和计划生育委员会等六部委联合印发《关于加强儿童医疗卫生服务改革与发展的意见》的文件,其中指出:儿童健康事关家庭幸福和民族未来。加强儿童医疗卫生服务改革与发展,是健康中国建设和卫生计生事业发展的重要内容,对于保障和改善民生、提高全民健康素质具有重要意义。文件中对促进儿童预防保健提出了明确要求,开展健康知识和疾病预防知识宣传,提高家庭儿童保健意识是其中一项重要举措。

　　为进一步做好儿童健康知识普及与宣教工作,由国家儿童医学中心依托单位首都医科大学附属北京儿童医院牵头,联合福棠儿童医学发展研究中心 20 家医院知名专家,共同编写了"儿童健康好帮手"系列丛书。本套丛书共计 22 册,涵盖了儿科 22 个亚专业中的常见疾病。

　　本套丛书从儿童常见疾病及家庭常见儿童健康问

题入手,以在家庭保健、门诊就医、住院治疗等过程中家长最关切的问题为重点,以图文并茂的形式,从百姓的视角,用通俗易懂的语言进行编写,集科学性、实用性、通俗性于一体。

本套丛书可作为家庭日常学习使用,也可用于家长在儿童患病时了解更多疾病和就医的相关知识。本套丛书既是家庭育儿的好帮手,也是临床医生进行健康宣教的好帮手。希望本套丛书能够在满足儿童健康成长、提升家庭健康素质、和谐医患关系等方面发挥更大的作用!

总主编
2020 年 1 月

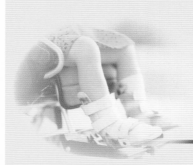

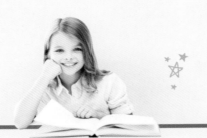

前言

Foreword

有些孩子在成长过程中会出现一些问题，比如走路比别的孩子晚或走路姿势不好看，说话比别的孩子晚或说话少、说不清，反应比别的孩子慢、迟钝等，那么这些孩子就有可能出现了运动、语言、智力等方面的功能障碍或发育迟缓，这些功能障碍或发育迟缓如果没有及时发现或得到康复治疗，将会导致孩子运动、语言、智力等方面的残疾，严重影响孩子的身心健康，增加家庭和社会的负担。具有代表

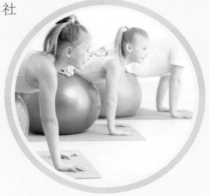

性的疾病有脑性瘫痪、智力低下、言语障碍、臂丛神经损伤、面神经麻痹等。这些疾病的康复需要一个长期的过程，除了医疗机构的专业康复外，家庭康复也是至关重要的。

孩子是家庭的希望、祖国的未来，随着我国全面两孩政策的实施以及"优生优育""提高人口素质"等要求的提出，儿童功能障碍和发育迟缓的康复也越来越受到国家和家庭的重视，年轻的爸爸妈妈们更需要了解相关的儿童家庭康复知识，做到早期发现、早期康复。为了满足家长的需求，我们组织儿童康复专业的专家编写了这本《儿童健康好帮手——儿童康复训练分册》。

本书重点选择了面神经麻痹、臂丛神经麻痹、周围神经炎、脑瘫、智力低下、言语障碍等儿童康复常见疾病相关的 100 余个家长普遍关心的问题，就疾病发生、发展过程及预后，家庭康复手法和环境设置，家庭养育和护理方法，到医院就诊，以及诊疗过程中家长最为关心的问题，以通俗易懂的方式进行了详细的介绍。全文注重实用性、科学性，以期达到为父母排忧解惑的目的。本书适合患儿父母阅读与学习，也可作为儿童保健工作者、基层医务人员和对儿童康复感兴趣的医师的入门教材。

希望孩子在医师和家长朋友的共同努力下不再受疾病的折磨,能够健康成长,恢复活泼、好动、可爱的天性。

因编者水平有限,编著过程中难免存在不足和缺憾,如有不妥之处,敬请读者朋友提出宝贵意见和建议,让我们共同进步。

吕忠礼　尚　清

2020 年 1 月

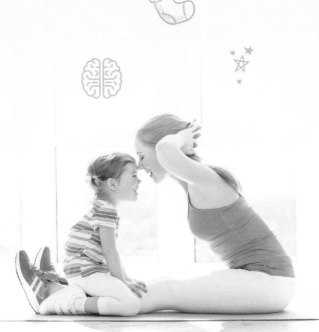

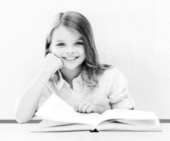

目录

Contents

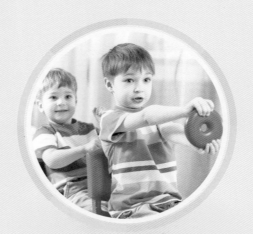

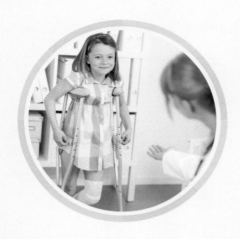

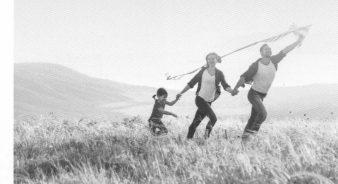

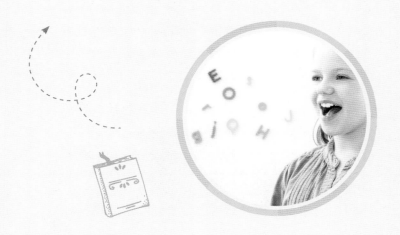

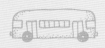

93 PART 2
周围神经系统疾病

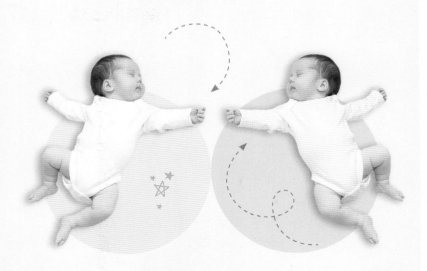

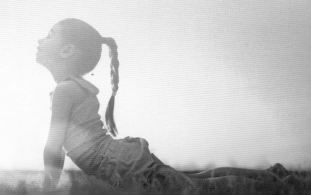

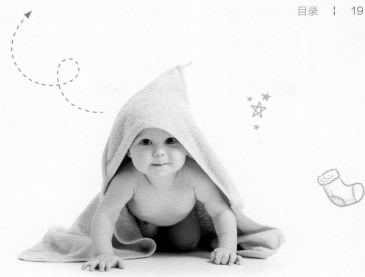

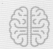
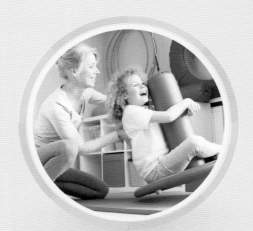

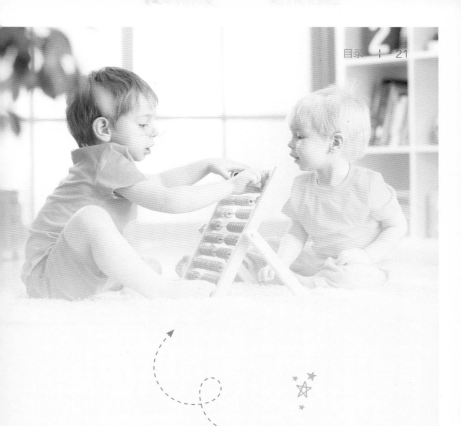

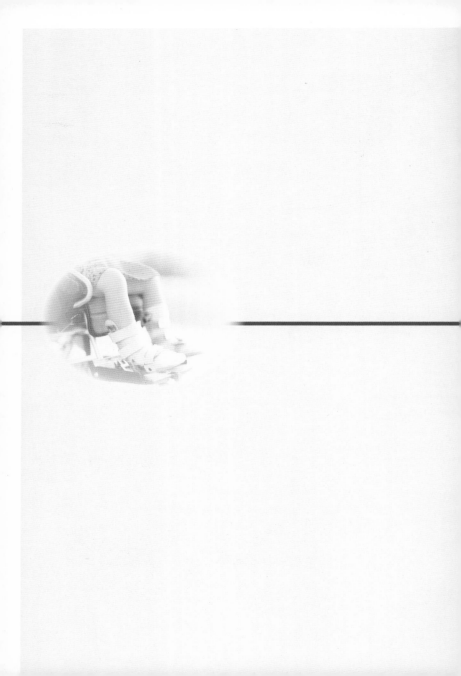

PART 1

中枢神经系统疾病

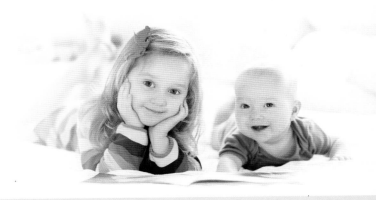

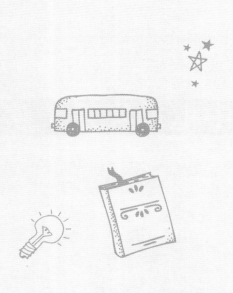

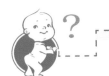

什么是脑瘫？

　　小儿脑性瘫痪俗称脑瘫,是发生在儿童时期的一种严重的致残性疾病。目前我国使用的脑性瘫痪的定义是《中国脑性瘫痪康复指南》编委会在 2014 年第十三届全国小儿脑瘫康复会议上的最新修订版,即脑性瘫痪是一组由于发育中胎儿或婴幼儿脑部非进行性损伤所致的运动和姿势发育持续障碍、活动受限的综合征。主要表现为中枢性运动障碍及姿势异常,同时常伴有不同程度的视觉、听觉、智力、语言及行为障碍,伴有癫痫及继发性肌肉骨骼问题等。

　　脑瘫康复指南中对定义做出了一些补充说明:①脑性瘫痪是综合征,不是某种单一疾病;②引起脑瘫的脑损伤发生在大脑发育未成熟的胎儿、新生儿、婴幼儿期;③引起脑瘫的脑损伤均为非进行性损伤,可与进行性、退行性病变相鉴别;④所发生的运动和姿势障碍、活动受限是持续存在的,而不是发育过程中出现的一过性的或暂时性的;⑤脑性瘫痪可伴有一种或多种其他障碍,也可有继发问题。

通俗地讲,脑性瘫痪是由在尚未发育成熟的脑部(胎儿期、新生儿期、婴幼儿期的脑部)存在非进行性损伤而引起中枢性肢体运动功能障碍的致残性疾病。它的病变在大脑,引起的功能障碍在四肢,这就是为什么在发现宝宝有运动障碍时要进行与脑部相关的检查,如影像、脑干诱发电位等检查的原因。

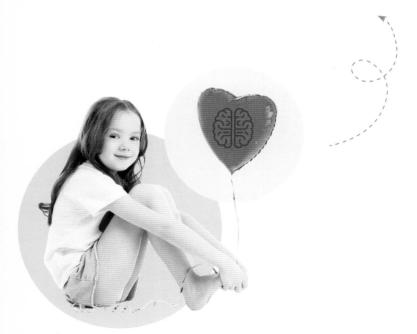

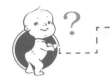

脑瘫的原因是什么?

　　脑瘫的原因比较复杂,多种多样,目前尚无确切定论,是当前国内外脑瘫学者研究的热点问题。流行病学调查发现许多因素与脑瘫的发生高度相关,但不是所有有这些因素的宝宝都会发生脑瘫,因此,目前将这些因素称为脑瘫高相关危险因素,简称高危因素,提醒家长及医务人员关注有高危因素的宝宝,定期带宝宝到儿童康复医学科门诊进行随访检查,尽量做到早期发现、早期诊断、早期干预。

　　引起脑瘫常见的原因(高危因素)按发生的时间大致可归纳为以下三个方面:

　　孕期因素,包括:

　　◎ 遗传因素:家族中有脑瘫、癫痫、智力低下等患者或其他遗传性疾病患者。

　　◎ 母亲因素:吸烟、酗酒或精神受刺激,先兆流产、妊娠期高血压疾病、宫内感染、孕期接受有害物质(如放射线、重金属铅和汞等),母亲患有严重疾病(如重度贫血、甲状腺功能亢进、甲状腺功能减退、心脏病、糖尿病和癫痫等）。

⚙ **胎儿因素**：胎儿宫内缺氧，双胎或多胎，胎儿脐带异常，如下垂、过长、过短、打结、脐绕颈等造成胎儿供血不足，前置胎盘、胎盘早剥、胎盘坏死或胎盘功能不良等，羊水污染、羊水栓塞，脑发育畸形。

产时因素：如难产、新生儿窒息缺氧、机械损伤、胎儿异常（如巨大儿，出生体重≥4kg）。

产后因素：早产、低出生体重（体重低于 2 500g）、病理性黄疸、新生儿颅内出血、新生儿化脓性脑膜炎、新生儿惊厥等。

有以上高危因素的宝宝出生后要每月一次由家长带到正规医疗机构的儿童康复医学科门诊就诊，进行必要的检查，对宝宝进行动态观察、随访，如有异常表现，便于医务人员及时发现，并尽早开展康复治疗，预防脑瘫的发生。

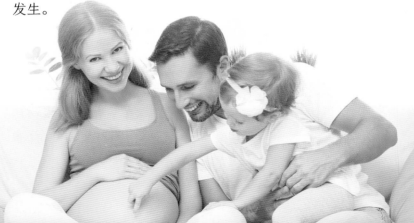

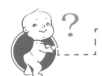

脑瘫有几种类型?

2012 年中国康复医学会儿童康复专委会成立了《中国脑性瘫痪康复指南》编委会,并在 2014 年第十三届全国小儿脑瘫康复学术会议上对脑瘫分型进行了新的修订,根据临床肌张力表现的不同将脑性瘫痪分成六型,即痉挛型四肢瘫、痉挛型双瘫、痉挛型偏瘫、不随意运动型、共济失调型、混合型。

各型脑瘫表现的症状及体征因大脑损伤的部位不同而不同,但大多数会在肌张力改变、运动落后、姿势及运动模式异常等几方面有异常表现。脑瘫的各种表现如下:

✿ **痉挛型(四肢瘫、双瘫、偏瘫):**最常见,约占全部病例的 50%~60%。大脑损伤部位主要是锥体系,即皮质脊髓束——分布于躯干和四肢的骨骼肌,管理这些肌肉的随意运动。当它损伤时,宝宝会出现肌张力增高,并因肌张力增高而表现出一些异常姿势和运动障碍,如表现出身体易打挺、头易后背;上肢肘、腕关节屈曲,手紧握呈拳状,拇指内收;下肢髋膝关节屈曲,严重时会出现内收交叉、剪刀腿和尖足等。根据瘫痪受累的肢体多少分为四肢瘫、双瘫和偏瘫三型。四肢均受累,称为四肢瘫;双下肢受累称为双瘫;一侧肢体受累称为偏瘫。

✿ **不随意运动型**:脑损伤的部位是锥体外系。它的功能主要是调节肌张力和协调肌肉运动等,在保持肌肉协调和适宜的肌张力的情况下,辅助锥体系进行精细的随意运动。当损伤时,宝宝会出现肌张力不稳定,在宝宝活动或紧张时肌张力增高,安静时肌张力正常或偏低;不自主运动增多,如面部出现不自主表情较多,易出现张口、流涎、挤眉弄眼、身体扭转痉挛、手舞足蹈、姿势控制障碍等异常现象。

✿ **共济失调型**:脑损伤部位在小脑。小脑的功能主要是参与躯体平衡和肌肉张力(肌紧张)的调节以及随意运动的协调。当它损伤时,宝宝多表现为平衡、协调障碍或震颤等。如行走步基宽,脚的着力点往往放在脚跟上,腰椎也常过度前屈,步态不稳,躯干与四肢不协

调,左右摇摆不定或向一侧倾斜,不能沿直线前进,而是
蹒跚、慌张行走,仿佛酒后的醉酒步态。宝宝手的定向
力较差,手抓取物品时会有抖动,不能准确抓到,指鼻试
验、跟－胫－膝试验也难以完成。

　　🔩 **混合型**:同时伴有一个或多个型别的表现。

　　了解了不同类型脑瘫的表现,可以帮助家长早期发
现宝宝的异常表现,及时带宝宝到康复机构或儿童医院
康复医学科门诊就诊,进行相关检查,做到早期诊断,早
期治疗,预防脑瘫的发生或使有问题的宝宝得到及时有
效的康复。

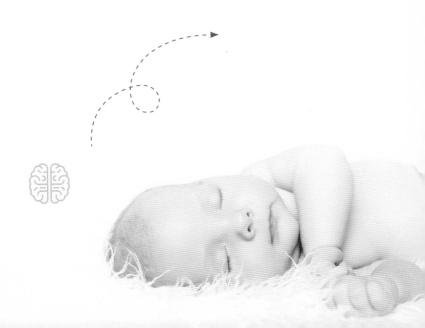

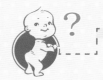

脑瘫如何预防?

早期发现,早期治疗,对于预防脑瘫的发生非常重要,这就要求家长朋友及医务人员高度重视以下几个方面:①重点关注孕期(孕妇及胎儿)、生产时以及出生后婴幼儿期各种导致脑损伤的危险因素;②细心观察宝宝是否有相应脑瘫的异常表现,如肌张力有无异常,有无姿势及运动模式异常或运动发育落后等表现;③要关注宝宝是否出现脑瘫的早期症状,如头后背、身体打挺、异常哭闹、哺乳困难、易惊、肌肉过软或过硬等。

有上述异常情况的宝宝家长要及时带孩子就诊;有危险因素的高危儿家长要在宝宝出生后的6个月内每个月带孩子随访就诊。

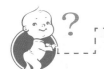

脑瘫常见并发损害有哪些?

脑瘫常见并发损害有以下几种:

✿ **视力障碍:**约 25%～50% 的脑瘫患儿伴视力障碍,如弱视、斜视、视神经萎缩、皮质盲、先天性白内障、眼球震颤等,发现宝宝有这些症状时,家长朋友要尽早带宝宝到专科医院就诊,在接受眼科诊治,排除眼底发育性检查的同时,还要到儿童康复医学科就诊,进行脑部 MRI 及视觉诱发电位的检查。

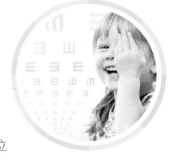

✿ **听力障碍:**约 25%～34% 的脑瘫患儿伴有听力障碍。家长在日常生活中常常会发现宝宝对声音刺激反应慢、不灵敏,不去寻找声源,宝宝有类似情况需要排除听力障碍,家长要尽早带宝宝到耳鼻喉科及儿童康复医学科门诊就诊,进行脑干听觉诱发电位检查,尽量做到早期发现、早期治疗。

语言障碍:约 1/3～2/3 的脑瘫患儿有不同程度的语言障碍。在日常生活中家长如果发现宝宝早期存在对外界刺激反应慢,表情不丰富,与人眼神、肢体互动交流少,口语表达少,或者发现 2～3 岁以上的孩子能听懂大人简单语意,但口语表达发展不好,或者发音困难,吐字不清,不能说成句的话,不能正确表达自己的意思,甚至完全不能说话等现象的,要及时带宝宝到儿童康复医学科门诊就诊,进行与语言发育相关的检查,如语言认知评估、构音障碍评估、听力检查、智力测试、感觉统合测试等,尽量做到早期发现,早期治疗。

感觉和认知异常:多数脑瘫的孩子会合并有感知觉发育异常,其发生率为 43%～65%。这类宝宝多缺乏正确的视觉空间和立体感觉,孩子对复杂的图形辨认力差,分不清物体形状及物体与其所处空间背景的关系,对颜色的辨认力也很差。感知觉发育异常会造成宝宝理解认知发育异常,对后天的学习认知功能发育影响较大,发现孩子有这些异常,家长要及时带孩子到儿童康复医学科门诊就诊,尽量做到早期发现,早期治疗。

癫痫发作:约 10%～40% 以上的脑瘫患儿会在不同年龄阶段出现癫痫发作,以痉挛型脑瘫尤其是伴有智能低下者更为多见,发现孩子有这些异常表现时,家长要及时带宝宝到儿童医院神经内科就诊,进行 24 小时脑电图检查,尽量做到早期发现、早期治疗。

🌼 **睡眠障碍**:有些脑瘫的宝宝会存在入睡困难、睡眠维持困难、睡眠觉醒节律紊乱、夜惊、梦魇、睡眠呼吸暂停等情况,这些均与宝宝的神经发育异常有关,建议家长及时带宝宝到儿童康复医学科门诊就诊,进行神经发育状态相关检查。

🌼 **继发性的肌肉骨骼问题**:由于脑瘫患儿长期肌张力异常、姿势及运动障碍,宝宝会继发出现肌肉骨骼问题,如骨盆倾斜、髋臼发育不良、髋关节脱位或半脱位、髋内收、髋屈曲内旋等;膝关节屈曲,膝内翻,膝外翻;足下垂,足外翻,足内翻,马蹄足畸形以及脊柱侧弯、后凸等,会影响宝宝的日常生活能力和质量,除了早期发现、早期治疗外,家长朋友要及时带宝宝到儿童康复医学科门诊检查,根据宝宝的情况或佩戴支具训练,或选择局部手术治疗,以避免发生严重的肌肉骨骼问题。

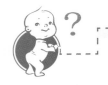

脑瘫会引起癫痫吗？
合并癫痫时怎么办？

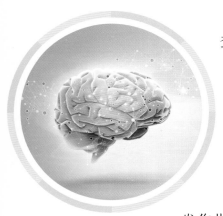

有学者对脑瘫患儿的调查表明:约有 10%～40% 的脑瘫患儿在不同年龄阶段会出现癫痫发作。其中,痉挛型四肢瘫合并癫痫的比率最高,达 50%～71%。

合并癫痫时,控制癫痫发作非常重要,迅速而有效地控制癫痫发作对脑瘫的恢复也有促进作用。所以,如果家长发现宝宝有类似癫痫发作的情况一定要尽快带孩子找医师做进一步检查,如动态脑电图等,做到尽早确诊,尽早让宝宝按正规疗程服用抗癫痫药物治疗。大部分患儿口服药物可控制发作,通常需要有规律地服用药物数年,没医师的嘱咐不要私自停药,以免病情复发难以控制。要根据发作类型选用合适的药物治疗,如丙戊酸类、左乙拉西坦、拉莫三嗪、氯硝西泮等。

癫痫发作时注意保护患儿头部,将患儿移离危险的环境,如远离火或尖锐物体。松开过紧的衣服,让宝宝保持右侧卧位,易于呼吸和口腔分泌物、唾液流出。癫痫发作时可将压舌板或勺子放入宝宝口中以免其咬伤舌部,可指掐人中穴和合谷穴以终止发作,同时尽快拨打 120 求救,发作停止后注意让孩子静卧休息。

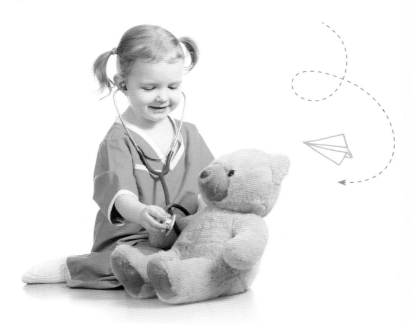

如何早期发现脑瘫？

6～9个月以内的婴儿出现以下情况时家长应特别警惕脑瘫的可能,尽早去正规医疗机构儿童康复医学科门诊检查确诊:

✿ **婴儿肢体易发硬:**如给孩子穿衣,伸展或屈曲他的身体或拥抱他时感到身体发硬、有抵抗、不随和,排尿时分腿困难,易打挺,头后背等。

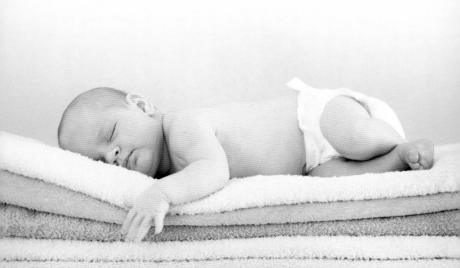

❀ **松软：**婴儿的头颈松、软抬不起头来，尤其是 3 月龄以上仍不能抬头的患儿。将他悬空抱时，他的四肢下垂、少动。家长一定要重视。

❀ **运动发育迟缓：**孩子抬头、翻身、坐、爬和运用双手抓物等动作出现的月龄比同龄孩子晚，超过 2 个月还不会，家长要高度重视。或可能出现身体某一部分活动多于另一部分，如：有些患儿常用一只手而不用双手，喜用左手或右手，双手或双下肢活动不对称等。

❀ **异常行为：**多哭闹、易激怒、不易安抚，睡眠差或者非常安静，睡得太多，活动过少，进食差——吸吮和吞咽能力差，舌头常将奶或食物推出口腔，体重不增，闭嘴困难，易张口伸舌，肢体易扭动、抖动等，不追视、不看人脸，4 个月时还不会笑等。

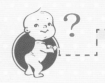

诊断小儿脑瘫有什么依据?
脑瘫患儿常规检查有哪些?

参照 2014 年第十三届全国小儿脑瘫康复学术会议的修订意见,新的小儿脑瘫诊断依据包括以下必备条件及参考条件:

❀ **诊断小儿脑瘫的必备条件:**①中枢性运动障碍、活动受限持续;②姿势及运动模式发育异常;③反射发育异常;④肌张力、肌力异常。

❀ **诊断小儿脑瘫的参考条件:**①引起脑瘫的病因学依据;②头颅影像学佐证(MRI、CT、B 超)。

确诊脑瘫主要依据病史及体格检查,头颅 CT、MRI 等辅助检查不能作为确诊依据,但可用于了解颅脑结构发育状况、鉴别其他疾病及判断预后。同时还需要进行智力测试、语言评估、脑电图、脑干诱发电位、肌电图等检查,了解脑瘫患儿共患疾病的情况,便于康复医师为患儿制订更为全面的康复治疗方案。

　　脑瘫患儿常规检查有:①影像学检查(头颅 MRI、CT、B 超);②电生理检查(脑电图、脑电地形图、脑干诱发电位、肌电图);③智力测试、言语评定;④染色体及遗传代谢病筛查等。

脑瘫什么时间治疗效果好?

这是家长们最关心的问题,大量临床实践及研究证明,治疗脑瘫关键在于一个"早"字——早期发现、早期治疗是关键,治疗越早,效果越好。国内外专家一致认为,脑组织在生后 6 个月以内尚未发育成熟,处在迅速生长阶段,而脑瘫的脑损伤也处于初级阶段,异常姿势和运动还未固定化,这一时期的大脑可塑性大,代偿恢复能力强,如在这一时期治疗往往能达到事半功倍的效果,治疗后运动障碍较易恢复。6 个月以内的治疗属于早期治疗,高危儿最好从出生后开始。新生儿大脑的重量是 340~400g,而 6 个月时可达 800g,故训练越早可塑性就越大,效果越好。

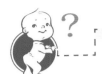

脑瘫常用的治疗方法有哪些?

多采用综合康复治疗

✿ 运动疗法,包括粗大运动、精细运动、平衡能力和协调能力训练,如抬头、翻身、坐、爬行、跪立、跪走、摇摆、扶行(背靠墙、面朝墙)、原地运动(弯腰拾物、抬脚训练、单脚独立、原地起跳)、走、跑等。

✿ 作业疗法,即上肢、手功能能力训练。

✿ 物理疗法,包括神经电刺激疗法、生物反馈疗法、蜡疗、水疗等。

✿ 语言认知、交流的治疗(有目的地指认五官、识认颜色等)。

✿ 日常生活能力训练,如穿衣、吃饭、开 / 关水龙头、如厕等。

❀ 辅助具及矫形器使用。

❀ 引导式教育。

药物疗法:口服或注射有关药物,如脑神经营养药、肌肉松弛药、活血药等。

中医疗法:包括针刺疗法、按摩疗法、穴位注射、中药疗法。

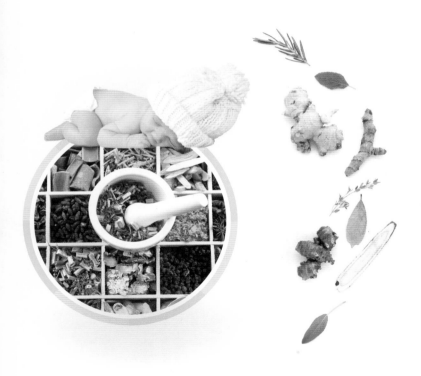

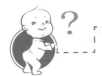

治疗脑瘫的药物有哪些?
对脑瘫患儿有效吗?

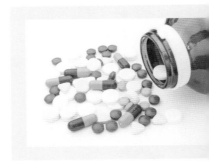

治疗脑瘫的药物包含以下几大类,需要在康复专科医师的指导下,根据孩子的病情选择使用,药物包括:

🌸 修复脑神经组织细胞的营养药物:单唾液酸四己糖神经节苷脂钠、鼠神经生长因子、维生素 B_{12} 等。

🌸 改善脑细胞能量代谢的药物:胞磷胆碱。

🌸 活血的药物:复方丹参。

🌸 降低肌张力、缓解肌痉挛的肌肉松弛药:巴氯芬(氯苯氨丁酸)、盐酸苯海索等。

🌸 伴发癫痫者应给予抗癫痫治疗。

需要向家长强调的是脑瘫的治疗是个综合的治疗过程,药物的治疗对脑瘫有辅助治疗作用,但它不能替代物理康复治疗方法的作用。

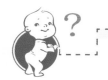

脑瘫会治愈吗？
脑瘫患儿的康复结果会怎样？

　　脑瘫并非不治之症，如果能早期诊断、早期治疗，除极严重者外还是有很大的概率达到正常化的，这是目前国内外脑瘫专家反复阐明的观点。至于脑瘫患儿的康复结果，关键取决于宝宝接受康复治疗的早晚、脑损害的程度以及是否有严重的并发症。有研究发现，婴儿早期脑组织处于生长发育最旺盛时期，大脑的可塑性强，代偿能力强，如果能在孩子 6 个月以前——大脑发育最快、代偿能力最强的时期，给予适当的刺激，就能最大限度地挖掘大脑潜力，有助大脑发育，并促进代偿性恢复，病症较轻的脑瘫患儿甚至可以基本恢复到正常儿童的水平。

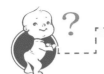

脑瘫会遗传吗?

　　目前认为引起脑瘫的原因不明,有许多危险因素与脑瘫的发生高度相关,遗传因素也是其中之一,有研究表明,对家族中曾有的多个脑瘫患儿进行基因检测发现他们存在有类似的基因表达,因此认为脑瘫可能存在一定的遗传倾向,对于有上述类似现象的患儿及其同胞和父母,建议进行基因检测,以明确致病原因。但并不是脑瘫夫妇就一定会生出脑瘫患儿。没有遗传因素的脑瘫患儿经过治疗长大后是可以结婚并生育的。

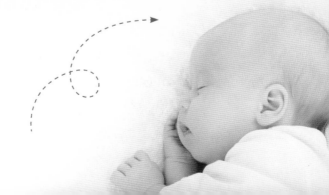

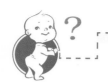

为什么小儿脑瘫的康复治疗要早期开始?

小儿脑瘫的康复治疗要早期开始,这是目前康复医学界较为认同的一种说法,这个问题也关系到孩子的临床治疗效果及其最终生活质量。大量的科学研究及临床实践证实,婴幼儿的大脑处于快速发育阶段,脑组织处于未成熟、功能处于未分化状态,具有可塑性,随着神经系统的不断发育,神经纤维髓鞘化不断完善,如果能够早期干预,完全可以使由于脑损伤造成的运动功能障碍和其他伴随的功能障碍得到改善,甚至接近正常。这就需要家长与医务人员密切配合,为医务人员提供有关宝宝病情的一切情况,便于医师及时掌握高危儿的异常征象,做到早发现、早诊断、早治疗。

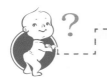

手术治疗对小儿脑瘫
有帮助吗?

　　手术是小儿脑瘫综合治疗的有效方法之一,但要根据患儿的情况慎重考虑,需要正确认识手术治疗的作用,明白手术治疗不能根治脑瘫,只是在患儿病情较重,康复治疗效果差,病情拖延到较大年龄,出现相关关节肌肉变形,妨碍患儿运动或增加患儿痛苦的情况下而不得不采取的主要用于矫正肌肉的过度挛缩或减轻挛缩肌肉、缓解疼痛、改善功能的一种治疗方式,并且手术治疗后效果的长久维持还需要术后及时进行正规的康复治疗才行。

手术治疗前骨科医师及家长都需要想清楚的问题是:手术的目的是什么、想为患儿解决什么问题、患儿的痛苦有哪些、家长的预期目标是什么。并需要对患儿进行系统评估及相关检查——要了解患儿的功能状态、年龄、病情如肌肉挛缩、肢体变形、关节脱臼、关节固定强直给宝宝造成的严重的姿势障碍、生活困难及疼痛情况,然后慎重考虑需要采取的手术方式,以达到要为患儿解决问题的预期目的。

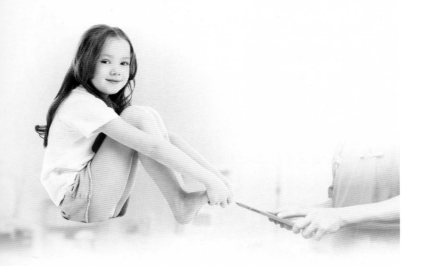

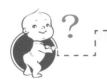

哪种类型脑瘫
手术治疗效果好?

　　脑瘫手术主要适用于痉挛型脑瘫患儿,其目的为纠正畸形,减少痉挛,减轻疼痛,恢复和改善肢体肌力平衡。脑瘫外科手术的主要种类包括:①肌腱延长手术;②骨与关节矫形手术;③神经根切除、切断术——目前已经不太主张采用。不同的手术方式针对不同情况的患儿,需要医师对脑瘫患儿进行全面检查评估,并根据实际情况进行选择。对于一些症状严重的患儿,可能需要多个手术方式联合应用,才能达到满意的效果。

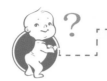

手术治疗应选择在
什么年龄最好?

　　脑瘫手术治疗的最佳年龄在5~12岁。5岁以下宝宝承受手术能力差,类型尚不稳定,挛缩畸形尚不明显,术后主动配合康复能力不足,故以选择康复治疗为宜;10岁以上儿童往往带有不同程度的挛缩畸形,常需进行多期的矫形手术。

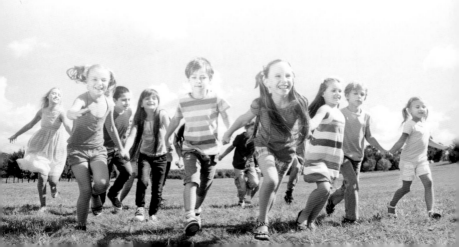

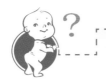

手术能根治脑瘫吗？

脑瘫的原始病变部位在脑,手术并不能对损伤的脑实质进行修复,只是通过手术来矫正固定挛缩的肌肉筋膜组织、骨畸形以及缓解过高的肌张力、痉挛等,为患儿解决局部的严重问题,为进一步改善功能的康复训练或自身被动护理创造条件和打好基础,缓解脑损伤造成的周围肌肉、骨骼问题所给患儿带来的痛苦和功能障碍。因此手术治疗只是脑瘫综合治疗的方法之一,它不是万能的,不可能达到完全解决脑瘫所有问题的目的。

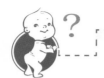

手术以后还需要康复吗?

首先家长朋友需要明白的是手术后是需要康复的! 因为手术不能完全治疗脑瘫本身,矫形手术仅能作为一种辅助性的治疗手段,可以矫正肢体畸形或缓解肌肉痉挛,预防关节挛缩。应当明确的是手术治疗只是补充后期康复功能训练的不足,或为康复功能训练创造有利条件,而且在手术前、后均需要不断地进行各种康复治疗。如果认为手术治疗能代替康复功能训练,这将是原则性错误,只有将康复训练与外科手术进行科学有效的结合,才能取得理想的康复效果。

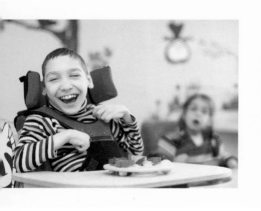

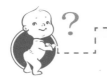

为什么脑瘫患儿的康复需要家长参与?

　　脑瘫患儿主要以运动障碍为主要表现,不仅活动范围有限,而且影响了患儿其他方面的发育,如对事物的认知和理解、生活自理、语言的发育、与人交流和游戏、心理和社会行为等方面的功能,而这些功能的康复需要融合在日常生活的每个环节里来引导患儿去观察、模仿、练习,从而习得、掌握这些能力。另外,治疗期间,治疗师对患儿的治疗时间是有限的,患儿能不能得到充分的训练,更取决于与他们生活在一起、照顾他们起居的家长的参与、重视程度,因为家长与患儿接触的时间最长,是患儿的直接照顾者,又是患儿最信任的对象,如果家长具有一定的康复知识,与康复治疗师一起为患儿制订训练计划和目标,并设计出一些适合在家庭日常生活环境开展的康复训练活动,指导家长正确照顾患儿,如睡觉的姿势、平时放置在床上的姿势、走路的姿势、玩耍的姿势、抱的姿势、正确喂养的姿势、坐时手和腿的摆放姿势、穿／脱衣服的技巧等,并以生活化的游戏方式对患儿进行训练,可以让患儿的精神心理更放松、患儿会更喜欢接受并主动参与,长期坚持,会最大限度地发展患儿独立生活的能力,改善患儿的各种功能,达到理想的康复效果,因此,目前康复医学界大力提倡家长参与脑瘫患儿的康复。

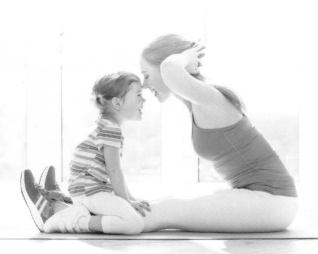

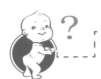

为什么说运动疗法对小儿脑瘫有特殊价值？

简单地说,运动疗法是脑瘫治疗的核心所在。患有脑瘫的宝宝主要存在运动功能障碍,日常生活能力低下,甚至不能生活自理,运动疗法是将日常生活中身体的正常运动发育模式、手足的正常活动方式教给患儿,通过反复刺激和学习,将正确的运动模式传输给大脑,在脑等神经系统中形成正常的神经传导通路,从而阻止原始反射和异常姿势,促进正常的平衡、姿势反射的发育;增加关节的活动范围和功能,改善肌肉的紧张度和协调能力,建立正常的自主运动能力,逐步达到使患儿在一定月龄学会、掌握如抬头、翻身、坐、爬、跪、站、走和手的各项功能等,实现生活自理的目的,运动疗法对小儿脑瘫有特殊价值。

训练中需要注意遵循从简单到复杂、从易到难的原则,按照人体正常运动发育规律对患儿进行训练,引导患儿学习掌握上述运动模式,纠正患儿如肌肉痉挛、无意识的不随意运动以及肌力软弱等异常运动模式。运动发育与大脑发育是同步的,只有早发现、早治疗,才能使运动疗法更具有治疗意义。

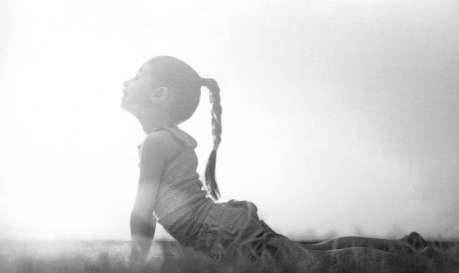

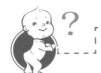

如何在社区、家庭中选择
运动功能训练方法?

脑瘫患儿所表现的非正常运动模式是多种多样的,训练方法也应是多种多样的,需就地取材,因人而异,因地而异。最好的方法是选择适合患儿目前发育状态的运动功能训练方法给予合适的治疗刺激,而不是局限于某一种方法。

社区及家庭康复训练的实施是由家长进行的,合理的社区及家庭康复训练计划必须依据正规康复机构的康复医师、治疗师对患儿病情所做出的评估报告来制订,康复计划的有效实施有赖于康复医师及治疗师对家长的正确指导。在训练时,家长要根据患儿的功能障碍,结合家庭及社区的社会环境因地制宜选择适合训练的场所、设备、游戏、动作等引导患儿主动参与训练,逐步达到掌握正确运动模式的程度。治疗一段时间后家长要带患儿到正规康复机构复诊评估,康复机构医师及治疗师将再次修订康复方案。

需要提醒家长朋友注意的是:①家庭康复只是弥补

正规康复训练时间上的不足;②家庭康复适合于病情较轻或者已做过一段正规康复,病情明显恢复的患儿。家庭康复训练的效果好坏取决于:①患儿病情的轻重,如果病情较重,仅家庭康复是远远不够的,需要接受正规治疗;②是否是早期开始治疗;③是否将康复医师、治疗师指导的训练措施最大化地贯彻到家庭训练中;④是否定期复诊以及能否坚持下去。

我国儿童康复起步较晚,大多社区没有配备专业儿童康复医师及治疗师,建议家长朋友不要盲目在社区或者家庭自行训练,以免错过患儿最佳治疗期。

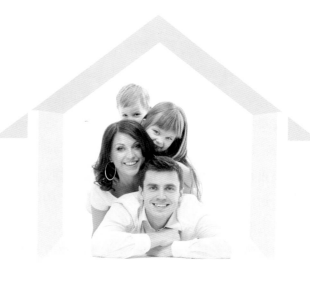

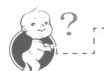

不同年龄的脑瘫患儿训练内容
是否一样?

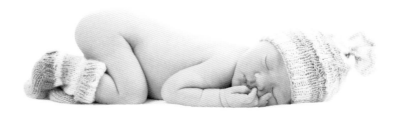

　　不同年龄的脑瘫患儿训练内容是不一样的,由于患儿处于生长发育中,年龄不同、症状表现不同,运动发育水平也不同,故应将患儿目前发育程度和正常儿童发育水平进行对照,结合异常姿势和运动情况,制订出合适的康复训练方法和目标,促进患儿向正常方向发育。

　　婴儿早期的训练:生后3～4个月或6～9个月前,以促进正常神经发育为主,同时采用鲍依他(Vaclov Vojta)法和波巴斯(Bobath)法。

　　婴儿及幼儿期的训练:脑瘫症状渐显露,但挛缩和变形尚未形成,为治疗关键时期,除上述的治疗方法外,家长还要注意日常生活能力护理,注意防治畸形。

幼儿期以后的训练:主要为综合康复训练,因为此时脑瘫症状几乎固定了,挛缩变形等可能已经产生,功能障碍也已明确,要一方面继续进行综合运动功能训练,一方面可配合支具,如矫正鞋、拐杖、椅子、轮椅等进行康复治疗。重型者可配合矫形手术。

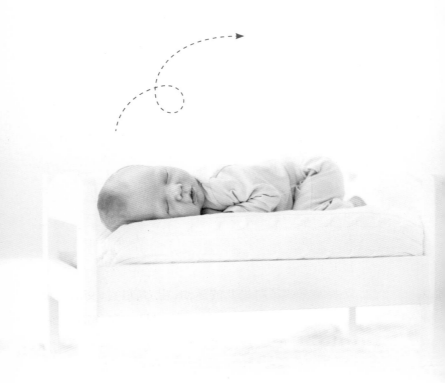

怎样培养脑瘫患儿
良好的心理状态和纠正不良行为？

　　家长要克服只知"养"、忽视"教"的片面做法，不要认为孩子有残疾，怕孩子受委屈，生活上就照顾得无微不至。要了解儿童的心理需要，脑瘫患儿有情感方面的需求，有爱与被爱的需要；有成就感方面的需要，希望得到表扬、奖励；有安全感的需要；有依赖关系的需要；有自尊感和被人尊重的需要；有独立性及独立解决问题的需要等。

　　家长朋友要了解患儿的运动、智力、语言、交流方面的需求并给予相应的引导训练，特别是手和移动训练，孩子能自己完成的家长就不要代劳，给患儿机会扩大自己的活动和认识范围，发展他的独立性，促进患儿的心理正常发展。

　　家长要掌握正确的教育方法。对患儿的不良行为，要仔细观察，分析原因。如果夸奖了不良行为，他就重复做这种事。但也不要过度惩罚他，有时采取漠视的方法，亦有助于患儿异常行为逐渐消失。老师或父母的过度指责、批评、说教有时会引起患儿的逆反而起到强化不良行为的作用。采取漠视、淡化方式，随时间的推移，反而会使不良行为逐渐减少，达到纠正不良行为的目的。

　　同时加强正面教育，培养患儿的自信心，也是纠正不良行为的重要方法之一。

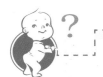

脑瘫患儿抬头训练
方法有哪些？

针对不同情况的患儿采取不同的训练方法：

🔧 **针对肌肉运动认知差、肌张力偏低、姿势控制意识差的患儿进行抬头训练：**这类患儿由于肢体发软，头颈部控制能力差，当躯干处于直立位或倾斜位时，头部无法保持在正中位置。训练方法是：训练者用双手握住患儿双肩部，两拇指放在患儿胸前锁骨胸骨连接处，使肩关节旋内、肩胛带拉伸（肩膀向前），这样可以协助患儿抬头，并使头部保持在正确的位置上。

🔧 **针对紧张性迷路反射阳性引起头部后仰、双肩旋后上抬、身体打挺呈过度伸展姿势的患儿进行抬头训练：**要纠正这种异常姿势切忌把手放在患儿枕后向上硬抬起头部，这样做会适得其反，使痉挛加重，使头部后仰更甚。正确的操作方法是：患儿取仰卧位，操作者用双手托住患儿头部两侧，先使患儿颈部拉伸，再用双手轻轻向上抬起头部，与此同时，训练者用两前臂轻压患儿双肩，用手轻轻放松头枕部的头夹肌等肌肉。反复训练，可使患儿头部的异常姿势得到适当的纠正。另外,在患儿休息时可以垫与其拳头高度相当的枕头,帮助其头颈微屈。

以屈曲为主的痉挛型患儿的训练:此类患儿往往头前屈,双肩内旋,肘、腕关节屈曲,指关节屈曲。纠正的方法是:操作者双手握住患儿双上臂,使上臂外展,然后把患儿双臂上提并拉到身前,同时将患儿双臂外旋,使手掌向上,这种手法有助于患儿抬头、挺胸、直腰。

不随意型患儿的抬头训练:患儿常头后仰,肩外旋,双手或一手扭曲,纠正的方法是将患儿的手臂拉直并内旋稍下压,慢慢地将其拉坐起来,可促使患儿的头部保持抬高并向前。

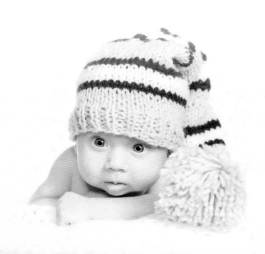

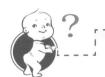

脑瘫患儿翻身训练
有哪些方法？

翻身训练有很多种方法，根据患儿的情况进行选择，这里介绍几种：

❀ **逗引翻身法：**先让患儿仰卧，用发声玩具逗引诱导患儿翻成侧卧，然后再诱导患儿翻向俯卧。同样的方法再向对侧逗引，在完成时给予夸奖。

❀ **上肢辅助翻身法：**患儿取仰卧，先令患儿脸转向要翻身的方向，翻向侧上肢外展伸直，牵拉后头侧手臂向头上抬举并带动上身旋转，帮助屈曲下肢，同时拉推骨盆，使患儿向要翻身的方向翻动，或用玩具引逗患儿从仰卧位向俯卧位翻。注意尽量让患儿自己做，尽量减少帮助。注意两侧要平均翻动。

❀ **下肢辅助翻身法：**患儿取仰卧，翻向侧上肢外展至 90° 左右，屈曲单侧下肢，同时

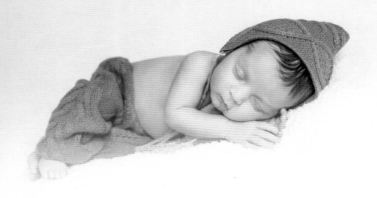

推动患儿同侧髋部带动骨盆,使身体向对侧扭转翻动,并慢慢减少辅助,使患儿自己完成动作。注意两侧要平均翻动。

    ❀ 浴巾辅助翻身法:在平台面铺上大浴巾,让患儿挺直仰卧,然后提动浴巾的一端使患儿向对侧方向滚动,使患儿翻成俯卧位。注意两侧要平均翻动。

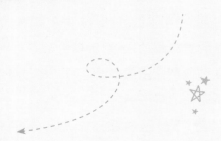

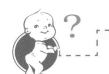

脑瘫患儿常见的
异常坐姿有哪些? 如何纠正?

脑瘫患儿常见的异常坐姿有如下几种:

❀ **盘腿坐**:多为双下肢膝关节痉挛所致。

❀ **拱背坐**:多因患儿腰背肌无力或下肢屈肌肌张力异常引起;头控差、头颈部不能竖直也是原因之一。患儿不但不能持久坐稳,日后还可造成脊柱弯曲畸形。

❀ **跪坐(W 形坐)**:患儿两膝过度屈曲似跪的姿势,但小腿又分得很开,臀部坐落在屈曲、内旋的两小腿之间,如 W 形。这种坐姿的支持面积大,易获得身体平衡。若患儿长期采取跪坐姿势,会加重或导致两腿屈曲性痉挛甚至诱发髋关节半脱位。

针对患儿异常坐姿进行矫治的方法有如下几种:

❀ **盘腿坐**:因膝关节痉挛引起者,令患儿取坐位,将家长双臂从患儿背后腋下伸出,用双手握住患儿的大腿上部,并往外分腿,使其双髋呈外展、外旋的抗痉挛模式,速度要慢,力量比患儿下肢内收的力量稍微大一点,以不宜引起患儿紧张抵抗为宜。

　　🌼 **拱背坐:**躯干肌肉无力引起拱背坐时,可采用捏脊、按摩、快速擦刷腰背部等方法以提高患儿躯干肌肉力量;头颈部控制差造成的要首先训练患儿的头颈稳定性。

　　🌼 **跪坐(W形坐):**应提醒患儿将臀部坐在腿上或阻止这样 W 形坐。

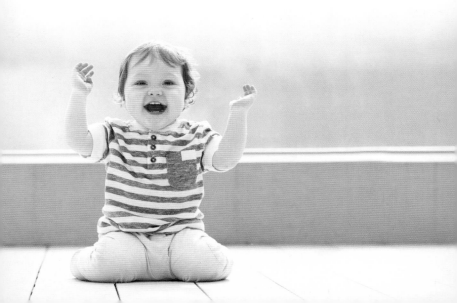

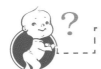

脑瘫患儿如何进行爬行训练?

✿ **腹爬训练:** 令患儿取俯卧位肘支撑,将玩具放患儿前面,由家长辅助患儿屈膝,向前推患儿的脚掌诱发患儿用力后蹬家长的手掌,同时喊"一、二、三",鼓励患儿向前抓、够玩具,然后把玩具前移,反复做。在训练过程中要注意患儿的头部控制和踝关节的背屈。

✿ **手膝位(四爬位)爬行训练:** 是患儿已经学会手膝位保持,并能够将重心转移后进行的训练。令患儿取手膝位保持,然后,再诱导患儿向前爬行移动,先使其右手向前伸出、放下,同时推动左下肢向前移动,然后使其左手向前伸出、放下,同时推动右下肢向前移动,反复重复以上动作。为了增加患儿对训练的兴趣,可在前方摆放些玩具或食物,按上述的动作要领,先使患儿被动完成,以后逐渐使其脱离帮助,自己完成爬行移动训练。

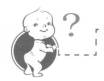

脑瘫患儿跪立位训练方法
有哪些?

跪立位也称膝立位,跪立位训练方法如下:

❀ **直跪(双膝跪):** 又称双膝立位。家长可扶持患儿两侧髋部,或一手托住臀部,一手抵住胸部,使髋部充分伸展。帮助患儿保持正确的直跪姿势。如果患儿上肢功能较好,也可让患儿自己抓住椅子等物维持躯干稳定。可令患儿跪在沙发前面或椅子前面玩耍,使其身体获得较多依靠,易于达到跪立平衡。注意臀部离开双腿。

❀ **半跪(单膝跪):** 又称单膝立位,即以一侧膝关节屈曲90°跪直,另一条腿抬起,足底踩平,髋关节屈曲90°,保持片刻,两腿交替训练,逐渐由扶持到独立完成。髋关节过于屈曲、膝关节过伸者往往难以完成,应在家长辅助下训练,同时注意牵拉痉挛的肌肉,达到伸髋、屈膝的目的。

❀ **直跪与半跪交互训练:** 在家长辅助下或由患儿双手抓住床架或栏杆进行直跪与半跪的互相转换练习,使患儿逐渐学会在身体重心发生变化时取得动态平衡。

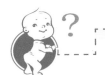

脑瘫患儿扶持站立训练方法
有哪些?

　　站立是行走的基础。正确的静态站立姿势是两腿站直、脚底踩平,头居中,躯干伸展,双肩与双髋分别处于水平位。动态的站立姿势是指站立时,头、躯干、四肢各部位可任意进行适当的活动而仍能保持平衡。患儿能保持坐位平衡后,可进行站立训练。首先训练扶持站立。

　　✿ **下肢存在痉挛的训练方法:**家长坐于患儿后方,让患儿两手抓住栏杆,固定患儿双脚,用双手扶住患儿膝盖向后轻拉,同时用上臂抵住其臀部,让患儿向上起立,可用节律性的语言提示患儿两腿用力,在说"两腿用力,向上起"的同时,扶膝盖的手要一松一紧,这样练习时间长了,患儿就会慢慢站起来。

　　✿ **肌肉松软无力患儿的训练方法:**由家长扶着站,用身体支持患儿站立,首先固定患儿双足,一只手扶住胸部,另一只手扶住膝盖,腰直不起者,家长用胸部抵住其站立。

⚙ **双瘫患儿的训练方法**:首先让患儿扶物站立,体验站立的感觉,这时家长可扶其腰部帮助保持平衡,即使身体摇摆也要继续鼓励其站立。

⚙ **靠墙站位**:家长帮助患儿把双手放置身体两边,使其头枕部、臀部、躯干、脚后跟靠墙呈一直线,双脚分开距离与肩同宽,并固定患儿的双足,平放于地面。若患儿腹部前倾,家长可用手轻轻地推顶患儿腹部,使重心垂直于地面,置于双足中间。若患儿腰部无力,直不起来,则用双手握持患儿腰部,达到能够靠墙站的目的之后,再进行固定双足,用左右移动患儿骨盆的方法来调节患儿的重心,使患儿的平衡能力得到进一步提高。在此训练中应注意保护患儿的膝关节。

生活中应给患儿创造站着玩的机会,可引导患儿站于双杠之间,双手扶杠,家长给予扶持,引导患儿向前、后、左、右摆动,并训练身体前屈时足跟移动,从而锻炼身体的动态平衡,站立时为患儿配置硬底、高帮运动鞋最好,伴有异常姿势的患儿,建议在专业康复医师指导下到专业机构配置矫形支具。

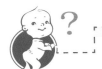

脑瘫患儿独立站的训练步骤
有哪些?

❀ **主动站立训练:**对于躯干和下肢可支持体重但骨盆带稳定性差的脑瘫患儿,可以让患儿双手握住床栏之类固定的物体,家长用双手放在患儿的骨盆上向下施加一定的压力,使脑瘫患儿逐步学会控制骨盆、膝关节,然后鼓励患儿慢慢松开扶物双手,获得独站能力。

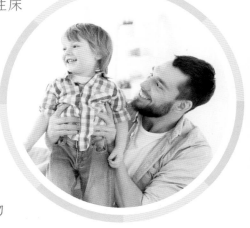

❀ **下肢存在挛缩者的训练方法:**家长坐于患儿后方,患儿两手抓住栏杆,家长固定患儿双脚,用双手扶住患儿膝盖向后轻拉,同时,用上臂抵住其臀部,然后用节律性的语言刺激患儿两腿用力,在说"两腿用力,向上

起"的同时,扶膝盖的手要一松一紧,这样练习时间长了,患儿就会慢慢站起来,然后鼓励患儿慢慢松开扶物双手,获得独站能力。

💮 **双瘫的患儿训练方法**:首先让患儿扶物站立,体验站立的感觉,这时家长可扶其腰部帮助保持平衡,即使身体摇摆也要继续鼓励其站立,扶站位平衡稳定后,然后鼓励患儿慢慢松开扶物双手,达到独站能力。

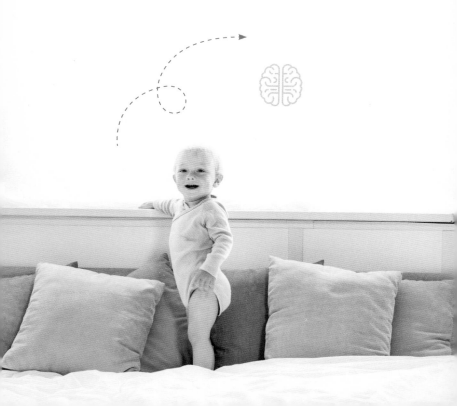

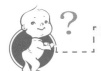

什么叫挛缩和畸形?
为什么挛缩和畸形重在预防?

　　挛缩是指肌腱、肌肉和软组织变短,肌肉和肌纤维伸展性丧失,患儿出现不同程度的关节活动受限,轻者表现为肢体短缩,关节活动范围变小;重者关节完全不能活动。畸形是指由于挛缩的长期存在使关节结构、特征产生永久性改变,关节活动度完全丧失。挛缩和畸形不是脑瘫生来就有的,是长期活动受限、运动过少而逐渐形成的,一旦形成会造成脑瘫患儿异常姿势的固定化,引起肢体畸形,严重阻碍患儿的运动发育,康复治疗效果极差,进而引起患儿终生残疾。

　　挛缩和畸形可以通过早期康复得到预防,理由是通过大量的科学研究及临床实践已经证实,婴幼儿的大脑处于快速发育阶段,脑组织尚未发育成熟、功能尚未分化,具有较强可塑性,早期干预可以使由于脑损伤造成的运动功能障碍和其他伴随的功能障碍得到改善,甚至接近正常,因此预防很重要。

为什么说预防畸形和肌肉的挛缩是家庭康复的一件大事？

挛缩和畸形并不是脑瘫生来就有的，形成需要一定的时间，一旦形成将会造成严重残疾，给家庭带来巨大的心理压力和经济负担，因此预防非常重要。早期康复可以有效减少畸形和挛缩的发生。早期康复有助于促进神经系统的发育和神经纤维髓鞘化的完善，挖掘孩子大脑的潜能，促进正常运动发育模式建立，使其向正常化发展。患儿的日常生活是在家庭中进行的，良好的日常生活习惯是正常运动模式建立的关键，而家长的督导和重视至关重要，因此家庭康复中家长能否按指导的正确方法去帮助患儿建立良好日常生活运动习惯，是防止患儿发生肌肉挛缩和畸形、使患儿获得最大能力的功能康复的关键。

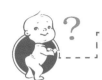

如何被动牵拉肌肉，
应注意哪些问题？

🌼 首先要取得患儿的配合，告诉他你要做什么，并将他摆放在一个舒适的体位，即感觉患儿的身体放松下来，肢体的僵硬度和异常运动都明显减轻。

🌼 握住有痉挛的肢体，缓慢轻柔地来回牵拉，并逐渐加大关节运动范围。注意牵拉动作要非常轻缓，牵拉末端保持数秒，力度和速度以不让患儿有任何疼痛和恐惧，不引起患儿面部表情及情绪发生变化为宜。禁忌在体位不好、突然僵硬或不自主运动时牵拉患儿的肌肉。

⚙ 如牵拉踝部，须从侧位托起膝部和脚跟，缓缓做足背屈活动，注意保护踝关节，在牵拉时不要让足跟偏向某一侧。

⚙ 有些肌肉跨越两个关节，要注意关注到两个关节的影响。如腓肠肌跨越膝和踝关节。如果腓肠肌太紧，牵拉一个关节将引起另一个关节僵硬，牵拉膝关节会使脚跟部更难背屈，所以最好同时牵拉膝和足跟部，使该部位肌肉全部受到牵拉，使双脚将来能放平，促其能正确站立。

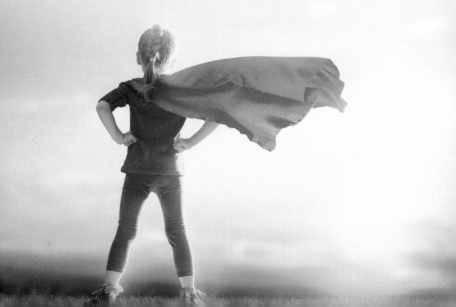

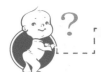

辅助器在治疗中有什么作用？

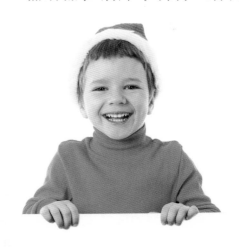

辅助器是康复医疗中重要的辅助治疗器械，应根据病情需要，在康复医师和治疗师等指导下正确应用。其作用有：①改善运动功能，是辅助训练，即功能训练的手段之一；②预防关节肌肉的变形、挛缩；③具有功能辅助作用，如辅助爬行、站立、行走等。

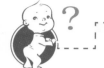

为什么要重视脑瘫患儿日常的异常姿势和动作？

　　脑瘫患儿日常的异常姿势和动作会加重异常姿势固定化的进程，会严重影响孩子的康复。因此在日常生活中就需要家长在医务人员正确指导下，运用正确的方法来照顾患儿的日常生活，如喂养、洗浴、穿／脱衣服、睡眠等，24 小时内不间断地纠正患儿的异常姿势，为患儿导入正常运动模式，可以有效预防关节挛缩和畸形的发生，最终达到满意的康复效果。

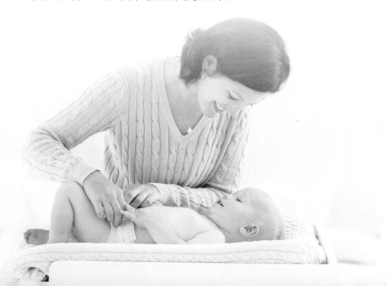

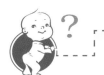

用汤匙给患儿喂食应保持什么姿势?

　　给宝宝喂食时家长需以半靠坐位将宝宝抱坐怀中,令其头部稍前倾,用一手稍压于其胸前,另一手持汤匙由前下方将食物送入宝宝口中,并向下轻轻压舌,诱发宝宝出现吞咽动作。切不可让宝宝头部后仰躺在怀中,汤匙由上方将食物或水送入口中,这样很容易诱发宝宝的反抗和哭闹,引起呛咳、误吸甚至窒息等严重情况的发生。

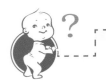

怎样给患儿坐着喂食?

　　给宝宝坐着喂食时,食物应从宝宝的正前方、比头低一些的位置喂入口中,喂食时宝宝的体位常用的有两种:①宝宝坐在家长膝上进食:要让宝宝坐在家长的腿上,使宝宝髋、膝关节弯曲角度达 90°,家长将一手臂环放在孩子的颈枕部,支持稳定宝宝的背部或肩部,避免其头后仰;②宝宝坐在椅子上进食:让宝宝保持直腰坐,双足不要悬空,脚要着地或脚下垫物,提高坐位稳定。

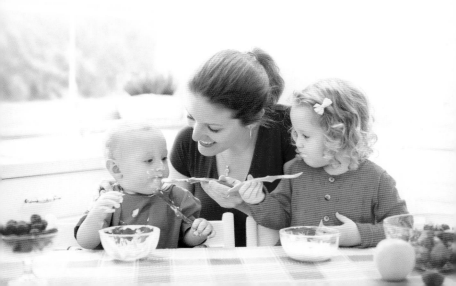

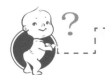

如何给患儿穿／脱衣服？

脑瘫患儿因中枢运动系统受损,会出现肌张力异常、肌无力、运动失调等功能障碍,大多数患儿生活不能自理,有时穿／脱衣服需要家人帮助,以下指导如何给脑瘫患儿穿／脱衣服:

❀ **俯卧位**:当给正常宝宝穿／脱衣服时,经常选择仰卧位,而对于脑瘫患儿,这种体位如处理不当,易诱发全身的强直反应,给穿／脱衣服带来极大困难,所以日常生活中常选用俯卧位,让患儿趴在床上或家属的双腿上,患儿双腿分开,膝关节屈曲,穿／脱上衣时家属用手抓住患儿患侧(即相对严重一侧)的肘关节附近部位,慢慢地将患儿的手臂拉直之后,再慢慢把衣服袖子套在患儿手臂上或脱下,然后再穿／脱另一侧。穿／脱裤子时,让患儿的双腿屈曲,脚尖转向外侧,穿／脱完一侧,再穿／脱另一侧,这样可以抑制双下肢伸肌张力的增高。穿／脱衣服时动作要轻柔,避免刺激患儿过分紧张。

　　🌼 **侧卧位**:侧卧位时肩稍向前提,将手臂向前拉,四肢伸直的阻力、抵抗力均可减少,两臂也易穿到袖中。同时患儿的髋、膝、踝关节都容易屈曲,不用太费劲就可以穿裤子、袜子及鞋子等。另外在侧卧位时,脑瘫患儿的全身强直反应减少,此时可增进其头、眼、手的控制,为此患儿能观察周围事物,矫正自己的动作,会开始配合、协同穿衣物,增强并发展其穿／脱衣物的能力。

　　🌼 **坐位或站位**:对于有一定躯干控制能力和手部抓握能力的脑瘫患儿,家属应尽早诱导他们学习穿／脱衣服的能力。家属可安排患儿呈坐位或立位,指导其一只手抓住木棒或床栏以抑制手的摇摆动作出现,另一只手把衣服套在头上,把手伸入袖中,接着双手交换,把另一只手穿入衣袖。穿裤子时,也用一只手抓住眼前的木棒或床栏,用另一只手把裤腿套至腿上,拉到膝关节以上,然后双手交换,把另一裤腿穿上,最后身体略微前倾,用一只手或双手同时把裤子提上。脱衣服的动作顺序与之正好相反。

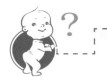

脑瘫患儿语言障碍的
特点是什么?

约 70%~80% 的脑瘫患儿存在不同程度的语言障碍,他们在呼吸、共鸣、言语和信息综合等方面都受大脑损伤的影响,不能正确控制言语所需要的运动肌肉和构音器官,造成构音器官功能衰弱、迟钝、不协调,致使说话的速度过快、过慢,或者不准确、不流畅,言语费力、发音不完全、不准确,言语不清、舌尖上提困难等甚至失语。

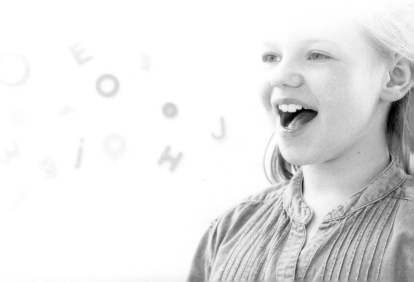

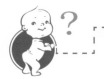

什么是精神发育迟缓?

　　精神发育迟缓也叫智力低下,是小儿常见的一种发育障碍,可由各种影响脑发育的病因引起,是小儿时期神经精神系统常见的临床综合征。目前对智力尚无统一的定义。1973年美国智力低下协会提出智力低下是"在发育时期内,一般智力功能明显低于同龄水平,同时伴有适应性行为的缺陷"。1985年世界卫生组织对智力低下的定义作了进一步的说明,指出智力低下包括3个基本内容:①智力功能明显低于同龄人的一般水平;②社会适应能力有明显的缺陷;③是人发育时期的缺陷。这个定义已被各国广泛应用。近年来,美国智力低下协会对智力低下的定义提出一个补充,强调个体与社会环境之间的相互作用,突出

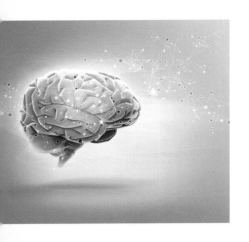

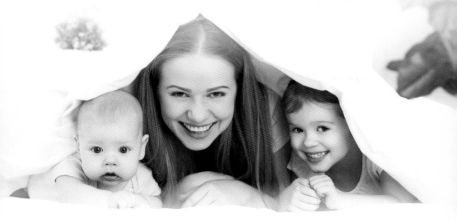

个体在社会中的活动和行使职责的能力,注重对智力低下的服务和支持系统的建立。

目前医学界广泛采用的定义及诊断标准:

❀ 智力功能明显低于平均水平:标准智力测验智商(IQ)70以下(对于婴幼儿,可根据临床判断其智力功能显著低于平均水平)。

❀ 同时伴有适应功能(即个人在达到其所在文化预期的与其年龄相符合的行为要求的有效性)至少存在以下两项缺陷或损伤:沟通、自我照顾、居家生活、社会或与人交往技能、使用公共设施、自我引导、学业、健康和安全。

❀ 起病年龄在18岁以前。

精神发育迟缓智商低于多少可诊断？

精神发育迟缓 IQ 低于 70 以下就可以诊断为智力低下，具体分类为：

* 轻度智力低下：IQ50～69；
* 中度智力低下：IQ35～49；
* 重度智力低下：IQ20～34；
* 极重度智力低下：IQ<20。

IQ 分数要通过标准智力测验得出。

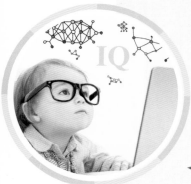

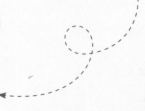

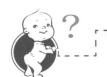

精神发育迟缓的病因有哪些?

精神发育迟缓的病因非常复杂,种类也很多,主要有两大方面的原因:

❀ **生物医学原因**:约占 90%。各种原因的脑损伤、缺氧、围产期损伤、中枢神经系统感染或中毒、染色体畸变和遗传代谢型单基因疾病等。出生后原因主要是生后获得性疾病,如感染、外伤、中毒、营养不良等。中重度的智力低下几乎都是由生物医学因素引起。

❀ **社会心理文化原因**:约占 10%。由于生后长时期处于社会文化环境不良或由心理创伤所引起。早期文化和情感的剥夺,缺乏适当的刺激,长期被忽视、隔绝,生活在贫困、文化落后、交通不便地区等。一般社会心理因素所致的精神发育迟滞程度较轻。一旦不利因素消除,有可能改善其智力水平,改善的情况与患儿的年龄、受损程度及所处环境提供的条件有关。

　　智力低下是由于大脑在发育过程中受到干扰、阻滞或损害而产生的。从胚胎发育的第 3 周始,至出生前 3 个月是神经系统结构形成的关键期,如果损害发生在这一阶段则可引起脑部的明显畸形,从出生前 3 个月到出生后 1 年直至 6 岁,是大脑发育的关键时期,神经细胞进行增殖和分化,在此过程中的任何一个环节受到干扰和抑制,就可能严重影响大脑的发育成熟,从而导致智力低下。

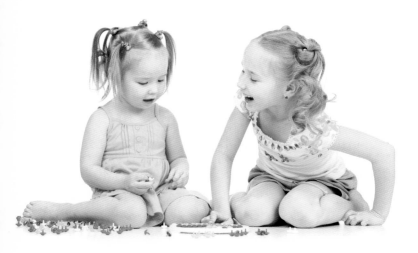

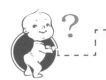

精神发育迟缓患儿常规检查有哪些?

　　要想知道孩子是否存在智力低下,首先要回顾一下在怀孕期间是否存在一些对胎儿不利的因素,同时尽早带孩子到医院做检查,医师会对孩子进行仔细的体格检查,智力低下尚无特异性实验室检查,对其应该进行何种范围的病因诊断性实验室检查还有争论。经常选用的实验室检查有:氨基酸分析、代谢筛查与分析、染色体检查、分子遗传学检查、神经影像学检查、神经电生理检查、甲状腺功能测定、感染病原体的滴度测定等。

精神发育迟缓常用的治疗方法
有哪些?

智力低下的病因繁多,尚有不少病因不详,治疗困难且复杂,常需要多学科的共同努力。治疗原则是以教育和训练为主,药物治疗为辅。治疗方式可选择住院治疗或门诊治疗;以学校为基础的治疗;以社区为基础,社团组织参与的治疗。

医学方法

🔅 病因治疗:比如先天性代谢病、地方性克汀病,早期采用饮食疗法和甲状腺素类药可以防止智力低下的发生。对某些有内分泌不足的性染色体畸变者可适时给予性激素以改善患儿的性征发育。

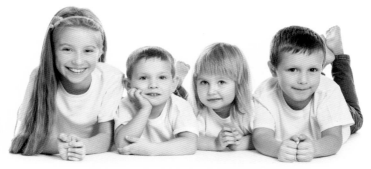

✿ 对症治疗：对活动过度、注意力障碍和行为异常者可用中枢神经兴奋剂或其他精神药物，对合并癫痫者要用抗癫痫治疗。

✿ 教育培训：由于对智力低下尚无特效药物治疗，非医学措施显得更为重要。主要是特殊教育和训练以及其他康复措施。无论何种类型、程度或何种年龄的患者均可施行，儿童是重点，年龄越小，训练越早，效果越好。内容涉及劳动技能和社会适应能力两大方面。根据严重程度制订不同的训练目标，对一般生活自理能力、日常生活习惯、社会交往能力以及职业训练要特别强调个性化。除了有专门的特殊教育学校、幼儿园、训练中心外，还要强调家庭和社区的力量，培训父母、基层保健和幼教人员，将训练和照顾的理论科学知识和基本方法教给他们，帮助制订训练计划和步骤，安排基层保健人员定期访视。通过耐心地坚持训练，患儿能力肯定会有不同程度的提高。

心理治疗：主要有精神支持疗法、暗示疗法、生物反馈法、精神分析法等，以精神支持疗法最为常用。

✿ 认知行为疗法：教育患儿正确认识自己行为和

动作的缺陷,主动地自我矫正。

❀ 系统脱敏法:有助于消除患儿的恐惧和紧张,脱敏刺激要阶梯性逐步加强。

❀ 暗示矫正法:通过调动患儿的潜意识使其参与缺陷行为和动作的矫正。

❀ 识错法和培养习惯法:让患儿在活动过程中逐步认识和区别正确行为与错误行为,并坚持和培养正确行为模式,改正不正确的行为模式。

❀ 集体矫正法:依靠集体成员之间互相帮助,矫正缺陷。

❀ 奖励法:患儿成功纠正了自身的错误行为时,给予肯定和奖励。

治疗性特殊照顾和特殊教育:家庭、医疗部门及社会福利部门,通过特殊教育和训练方法,使患儿的潜能得到充分开发,如使轻度和中度患儿学会一定的知识、技能,成年后能参加简单的劳动;使中度或重度患儿能承担极简单的家务,生活能自理或半自理。对6岁以下(最好是3岁以下)患儿采取早期干预,主要目的在于使这部分患儿提高生活自理能力,为以后的学习打下基础。

饮食治疗:对某些疾病(如苯丙酮尿症)的患儿,要提供特殊膳食。

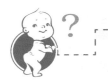

精神发育迟缓会遗传吗？

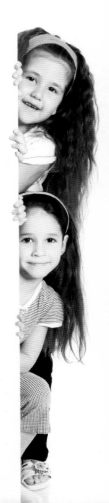

　　智力低下并不一定遗传，需要明确引起智力低下的原因，是先天性的还是后天因素导致的，这样才可明确是否有遗传。有关智力低下的调查证实，在智力低下患者的亲属中，近亲（父母、子女、兄弟姐妹）中智力低下的发生率比远亲要多。父母中，母亲对孩子智力的影响更大些。若父亲智力低下，母亲正常，其子女出现智力低下的机会 >10%。如果父母双方都智力低下，子女出现智力低下的可能性则高达 50% 以上。这只是对一般情况而言，在现实生活中也有不少智力一般的父母生下的孩子很聪明，或者智力超群的父母生育了一个痴呆儿。这说明智力和遗传有着密切关系，但也不能忽略孕期及出生后环境对智力的影响。一般说来，遗传对智力的影响大约占 50%～60%，而环境因素占 40%～50%。

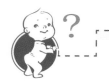

什么是语言发育障碍？
什么是语言发育迟缓？

🌼 语言发育障碍是指由于周围性损伤，如听觉能力丧失、发育器官畸形（腭裂）或言语肌麻痹而引起的语言异常。一般有两种表现：①具有接近正常语言的接收功能，但不能进行语言表达；②不能进行语言的接收与表达。

🌼 语言发育迟缓是指在发育过程中的儿童，其语言发育没达到与其年龄相应的水平。

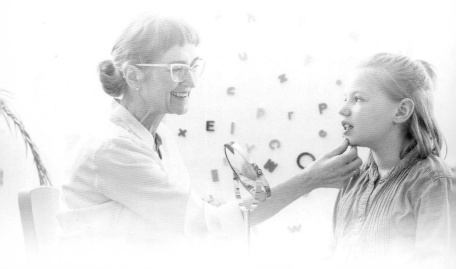

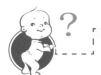

语言发育迟缓的常见病因是什么?

听觉障碍:听觉是儿童学习语言的重要途径,听觉发生障碍时,在无法充分接受语言刺激的情况下,要达成高度的语言发展是很困难的。

交往障碍:如果对作为语言交流对象的存在关心不够、对语言刺激本身的关心不够,其语言发育必然会受到影响。最典型的病例即是孤独症的儿童,其行为的特征有视线不合,即使招呼他也无反应,专注于某一事物及保持某种行为(保持同一行为的强烈欲望)等,并且在语言症状方面,有机械模仿语言以及与场合不符的自言自语,人称代词的使用混乱,没有抑扬顿挫的单调的说话方式等表现。

智力低下:智力低下在语言发育迟缓中所占的比例最大。

受语言学习限定的特异性障碍:

⚙ 发育性运动性失语:是指语言的接收(理解)与年龄相符,但语言表达障碍。预后良好,即使 3 周岁完全没有自发言语,6 周岁时多能达到正常儿童的发育。

⚙ 发育性感觉性失语:是指历来对语言的理解和表达同时极度迟缓,语言发育的预后不理想。

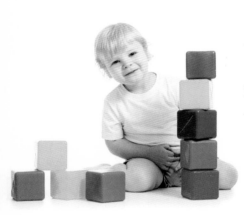

语言环境的影响:儿童发育没有问题,但在语言学习的早期,被剥夺或脱离语言环境,导致语言发育障碍。例如长期被隔离的儿童(如兽孩),由于无法接触到语言刺激,导致其语言能力丧失;家庭照顾的缺乏使儿童文化刺激或生活经验不足,没有感觉到说话的必要,没有体验到说话的乐趣等,也会导致儿童语言发育迟缓。

构音器官的异常:发音器官存在器质性病变,比如脑瘫患儿存在的运动障碍、有腭裂等就属于这种情况,这些疾病会阻碍语言的表达,引起语言发育迟缓。

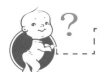

发现孩子语言发育迟缓应该怎么办?

　　家长应该了解正常儿童语言发育的里程碑,发现孩子的语言发育落后于实际年龄时,应及时去专科医院检查,找出导致语言发育迟滞的病因,早日开始干预和治疗。

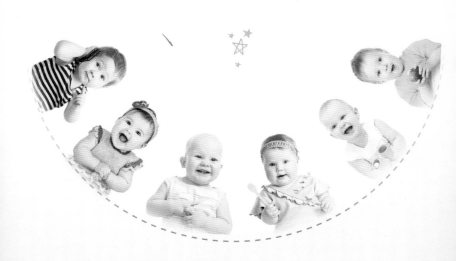

语言发育迟缓早期症状
有哪些?

- 过了说话年龄仍不会说话。
- 开始说话后,比正常孩子发展慢或出现停滞。
- 只会用单词交流,不会用句子表达。
- 回答问题反应迟钝。
- 语言理解困难和遵循指令困难。

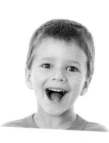

语言发育迟缓

在日常生活中,家长一定要仔细观察自己孩子的语言发育情况,发现问题及时到正规医院进行就诊,帮助孩子找出语言发育迟缓的病因,及时得到专业医师的科学治疗,以免错过孩子最佳的语言学习期而最终影响其正常语言的获得。

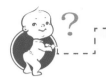

语言发育迟缓
患儿常规检查有哪些?

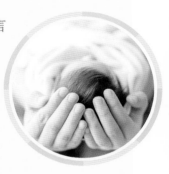

首先要找出引起小儿语言发育迟缓的病因:

🌼 如果小儿大脑存在器质性病变,影响听力或语言中枢,造成语言发育迟缓。这种情况应该做头颅CT 或 MRI 检查等。

🌼 听力障碍也可引起语言发育落后,应做脑干测听等检查。

🌼 检查发音器官是否正常。

🌼 是否存在心理行为问题,例如儿童孤独症、口吃、选择性缄默症等。

🌼 若无器质性病变,仅仅是发育落后,属功能性改变,随着年龄的增长,加上正确的训练引导,语言发育会慢慢好转。

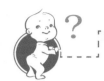

吐字不清常见的原因有哪些?

❀ **运动性构音障碍:**指由于神经病变、与言语有关的肌肉麻痹、收缩力减弱或运动不协调所致的言语障碍。

❀ **器官结构异常所致的构音障碍:**指由于先天或后天因素导致构音器官异常而引起的构音障碍。最常见的原因是唇腭裂所致的构音障碍,其次为舌系带的短缩。吐字不清是在儿童言语发育的过程中形成的一种发育迟缓,经过及时纠正是可以克服的,但如果不及时治疗,部分儿童会慢慢形成不良发音习惯,吐字不清可能导致较严重的语言障碍,产生阅读困难,影响学习成绩,甚至影响到孩子长大成人后的工作和生活。

舌系带短会引起孩子语言障碍吗？
吐字不清与舌系带短有关系吗？

舌系带为舌下区黏膜在中线形成的连接舌下与齿槽的一条黏膜系带。舌系带短，是一种先天性发育异常，主要表现为舌底下正中处的舌系带过短，使舌的正常活动受到限制，舌头因而不能伸长到口外，或往上不能接触上唇；舌前伸时，因舌系带短拉着舌头，使舌头的背面有小的凹陷，舌系带过短常造成吸吮、咀嚼和语言障碍，特别是在发音时，由于舌尖不能抵达前腭部，患儿不能发出舌腭音及卷舌音，影响语音清晰，吐字不清，使人感到有"大舌头"的感觉，而且舌系带过短的幼儿哺乳时，由于舌前伸时系带与下前牙切端摩擦易形成溃疡。

舌系带过短可通过手术矫正。舌系带过短的说话不清楚应与智力低下导致的语言发育迟缓加以区别，后者做手术是解决不了的。

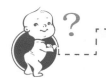

语言发育迟缓与自闭症
是一回事吗?

自闭症和语言发育迟缓均存在语言功能低下,所以容易将自闭症误认为语言发育迟缓。

自闭症是一种以社会性障碍、交流障碍和想象障碍为主要特征的比较严重的发育障碍性疾病。自闭症儿童最主要的一个特征就是有着严重的语言交流障碍,但并不是所有的有着语言交流障碍的儿童都是自闭症,两者之间存在着本质性的区别。

◎ 语言发育迟缓是指由各种原因引起的儿童口头表达能力或语言理解能力明显落后于同龄儿童的正常发育水平,这些孩子语言发育未达到与其实际年龄相符合的水平;而自闭症儿童的语言障碍则在于他们不能了解社会生活中的会话规则以及自己与他人的区别,不能根据对话情境来表达,缺乏把自己的语言运用到特定场景中的能力,容易出现重复性的语言。

◎ 儿童语言发育迟缓的原因多见于智力低下、听力障碍、构音器官疾病、中枢神经系统疾病、语言环境不良等,而造成自闭症的病因目前尚不明确。

　　⚙ 语言发育迟缓和自闭症儿童表现不同。如果孩子是因为语言发育迟缓而不会说话,往往没有交往上的障碍,他们可以和小伙伴一起做游戏,可以通过肢体语言和朋友进行交流,只是在语言表达上存在着障碍,而且他们学习能力大多也是没有问题的,可以上课、听故事,还具有一定的想象力,与其他同龄孩子的智商相仿。而自闭症儿童则在多方面都存在着障碍,没有交往意识和交往能力,而且行为异常,情绪容易激动,和这些孩子交流时往往得不到语言上和身体上的任何回应,在这些自闭症儿童中间,有的还存在着语言退化的现象。

　　总体来说,语言发育迟缓的儿童,只是在语言功能单方面落后于同龄儿童,智商和交往是没有问题的,但是自闭症儿童可能在多方面都存在着障碍,能力和意识各方面均有别于同龄儿童。

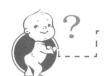

语言发育迟缓会影响智力吗?

如果仅存在语言发育迟缓,不能诊断为智力低下。智力与语言有极为密切的关系,智力低下的儿童多存在语言发育迟缓,是引起语言发育迟缓最常见的原因之一,但不是唯一病因。脑部的功能性病变、各种器质性病变、听力及构音器官问题等均可引起语言发育迟缓,除了上述疾病以外,心理行为问题、儿童的成长环境不同、遗传因素及父母教育的不同,影响着儿童的发育,也影响着儿童开口的迟早。

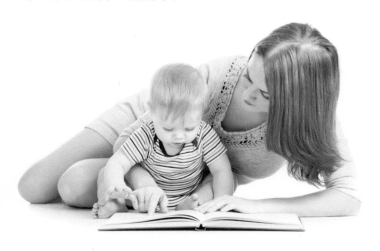

民间"贵人语迟"的说法正确吗?

此话出自《名贤集》:"水深流似慢,贵人话语迟。"意思是水深了水流就慢,高贵的人不急于发表自己的意见。人由于地位尊贵,说话的时候要经过反复思考,轻易不能表态,说出的话要字斟句酌,力求准确无误,不能像普通人那样,心直口快,更不能信口开河,口无遮拦。

生活中,许多家长认为孩子在 1、2 岁时不会说话是正常现象,并用"贵人语迟"来自我安慰,说明其不了解孩子语言发育慢可能与大脑的发育、听力等因素有关,可能其语言发育是有问题的。

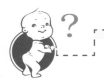

语言发育迟缓与听力异常
有关系吗？

有关系,听力缺陷会影响语言的发育,听力障碍是处在语言发育期的儿童语言发育迟缓的重要原因之一,所以家长要仔细观察孩子是否存在听力方面的异常,应早发现、早检查、早治疗。

听力障碍等是一种隐蔽的残疾障碍,比智力低下更不易发现,儿童尤其是婴幼儿"呀呀"学语时不能表达他们的听力问题。如果听力损失没有及时察觉和干预,将可能导致小儿言语和语言的发育迟缓,出现社会交往、精神发育和学习困难等问题。如果儿童在最初的 2~3 年内被剥夺了言语声音刺激,那么在今后的生长发育过程中将不能获得最佳语言功能的发展潜力。

严重听力丧失的小儿无法学习说话,听力障碍不太严重时,还可以看到别人的口唇动作学着发音,若在会说话以后出现听力障碍,对语言发育影响会小一些。

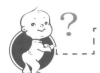

语言发育迟缓**常用的治疗方法有哪些?**

🌼 **对未学会言语符号儿童的训练:**让孩子形成对语言符号的理解。

🌼 **手势符号的训练:**利用本人的手势作为一定意义的示意符号,可以通过手势符号表示意愿,也可以用来与别人进行非语言交流。

🌼 **扩大词汇量训练:**训练者只用口语就可以使患儿做出反应。

🌼 **词句训练:**可以理解词句组成的事物名称、动词及形容词。

🌼 **语法训练。**

🌼 **表达训练:**适用于能理解语言符号、口语困难较少的孩子。口语表达要与理解水平相适应。

✿ **文字训练**:在全面掌握口语的基础上,再进行文字学习。

✿ **交流训练**:适用于发育水平低和交流态度有障碍的、未学习语言的儿童,及理解和表达发育不平衡的儿童。

✿ **家庭环境调整**:改善家庭内外的人际关系;培养儿童健康的性格、良好的兴趣和良好的交流态度;改善对儿童的教育方法;帮助儿童改善周围的生活环境。

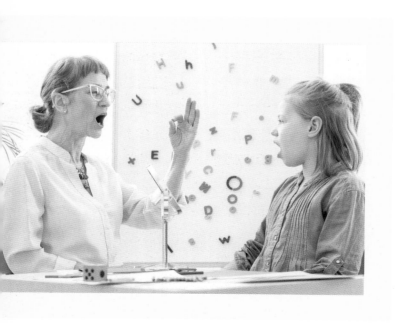

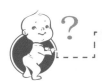

语言发育迟缓会遗传吗?

不一定,要搞清楚导致孩子语言发育迟缓的病因是什么,还需要进一步明确引起语言发育迟缓的原因,是先天性的还是后天因素导致的,这样才可明确是否会遗传。

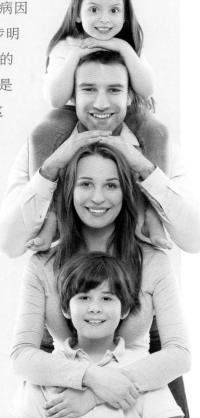

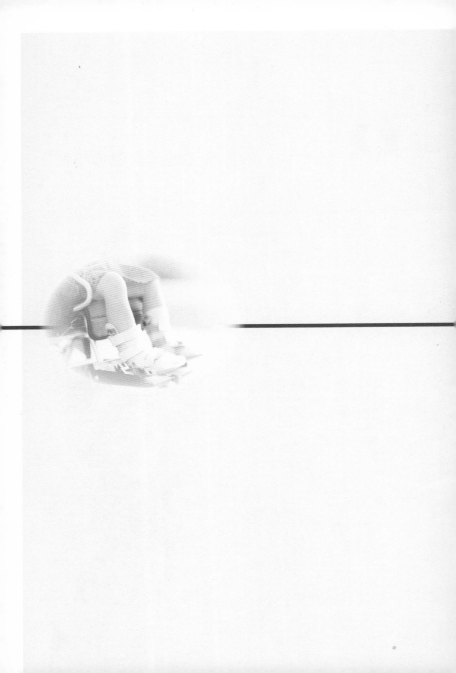

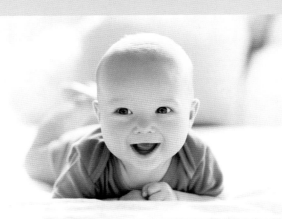

PART 2

周围神经系统疾病

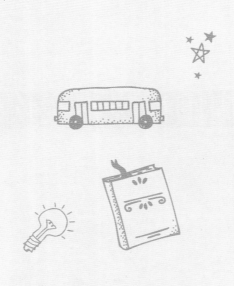

宝宝为什么会得面瘫？

　　宝宝患有面瘫后，父母往往非常着急，也很自责，非常希望找到宝宝得病的原因，以"亡羊补牢"。但事与愿违，宝宝得病的明确原因往往不容易找到。

　　目前多数观点认为宝宝面瘫是由于病毒感染、吹风等原因导致。下面给大家列举几种常见病因：有些宝宝在面瘫前，有感冒、发热甚至手足口病等病史，宝宝父母能明确说出"宝宝在发热时，嘴巴突然歪了"等情况，这些病因往往与病毒感染有关系；有些宝宝睡觉时没有关好门窗，一觉醒来嘴巴歪了，这可能与吹风（即中医理论中提到的风邪袭表，经络阻滞）有关系。宝宝面瘫的病因有很多种，患面瘫的宝宝应及时到医院治疗，防止后遗症的发生。

宝宝得了面瘫有哪些常见表现?

面瘫俗称"吊线风""歪歪嘴",通过本病的俗称就可以基本了解到本病发病后的主要表现。

父母看到宝宝患有面瘫,出现口眼歪斜,往往会非常着急。面瘫后宝宝的表现也不完全一样,如果宝宝病情较轻,可能只出现轻度口角歪斜,不伴有眼睛闭合不全等情况,则宝宝经过治疗通常很快好转;而病情较重的宝宝往往会出现患侧面部表情消失,如宝宝在哭或笑的时候出现患侧眼睛不能闭合、不能抬眉毛、嘴角歪向没有生病的一侧等一系列表现,进食时食物残渣常滞留于患侧的齿颊间隙内,并常有口水流出。病情较重的宝宝治疗时间会较长,并且有后遗症的可能性。

宝宝出现"口眼歪斜"是否应立即到医院就诊？

　　宝宝突然出现口眼歪斜，家长一定要及时带宝宝来医院就诊，因为口眼歪斜可能的病因有很多，宝宝所患的并不一定仅仅是面瘫。

　　导致宝宝口眼歪斜的原因有很多，比较严重的有肿瘤、外伤等，如果宝宝突然出现口眼歪斜，同时伴有头痛、恶心、呕吐等情况，医师会根据宝宝的临床症状给宝宝进行相关检查，如头颅 MRI 或头颅 CT 等，排除宝宝颅内肿瘤占位、出血等情况，尤其是在口眼歪斜症状出现之前有外伤的宝宝，在出现症状后要立即就诊。只有及时到医院就诊，才能避免病情进一步加重，给宝宝造成危险，追悔莫及。

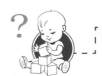

宝宝得了面瘫需要做哪些常规检查?

　　宝宝患有面瘫之后,要及时到医院就诊,医师会根据宝宝的身体情况和临床症状给宝宝进行相关检查。一般面瘫宝宝需要进行的最常见的检查主要有:血常规检查、头颅CT或头颅MRI等。

　　进行血常规检查主要是针对那些口角歪斜同时还伴有感染、发热的宝宝,主要是为了了解宝宝是否有感染等情况;头颅CT或头颅MRI检查是为了了解宝宝头颅内是否有肿瘤占位、出血等情况。

　　如宝宝在口眼歪斜的同时还伴有患侧耳朵疼痛、口腔溃疡等情况,应及时带宝宝到耳鼻喉、口腔科就诊,排除中耳炎等疾病。只有排除其他致病因素或根据宝宝病情对症治疗才能促进宝宝尽快康复,取得事半功倍的效果。

面瘫有哪些常见的治疗方法？

宝宝患有口眼歪斜,首先要去医院进行详细检查,明确诊断为面瘫后,再由医师根据宝宝病情需要给予相应的治疗。宝宝的父母切勿病急乱用药,一旦药物不对症,不仅对疾病起不到相应的治疗作用,还会耽误宝宝最好的治疗时机。

患有面瘫的宝宝一般需要进行的治疗有针灸治疗、按摩治疗、理疗(蜡疗、激光照射),同时给予营养神经药物治疗,促进宝宝恢复。

针灸、按摩、蜡疗主要是通过治疗的手段给宝宝疏通经络,改善血液循环,促进神经恢复。激光照射治疗在治疗面瘫方面的主要作用为减轻炎性反应,同时配合给予营养神经药物促进神经恢复。

宝宝得了面瘫一般多久能好？

宝宝患有面瘫后，父母通常非常着急，不知道宝宝的病什么时候能好，寝食难安。在这种时候就需要家长立即送宝宝到医院就医，因为面瘫的康复时间与病情轻重和处理是否及时正确有密切关系。有部分家长对于面瘫这种病有错误的认识，认为"这种病不需要治疗，可以自愈"，我们在临床工作中经常会碰到家长认为宝宝面瘫自己会好而错过了最好的就诊时间的情况。

宝宝患有面瘫越早就诊效果越好，约 75% 的宝宝在患病后 1 个月可完全恢复。宝宝患病 2~3 个月还是不能痊愈的，后期继续治疗的疗效欠佳，存有后遗症的可能性大。一般认为病史越久治愈的可能性越小。所以，父母在宝宝患病后千万不要存在侥幸心理，应该立即带宝宝到医院就诊，采取相应的治疗手段，把后遗症发生的可能性降到最小。

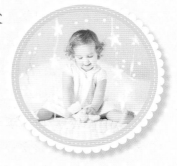

宝宝得了面瘫生活上需要注意什么吗?

　　宝宝出现面瘫的情况,父母送宝宝就医后还是会非常着急,有些家长会自责自己在日常生活中照顾不周或有失误的地方,非常希望在家中照顾宝宝时得到医师的正确指导,为宝宝的康复尽一份自己的力量,也避免宝宝再次患病。

　　宝宝面瘫后,父母除配合医师在医院积极治疗外,还可以在家中给宝宝进行简单的物理治疗,以减轻宝宝的痛苦,促进疾病康复。家长在家中可以做的物理治疗主要有热敷(用温热毛巾敷患侧面部)、按摩(在医师指导下按摩患侧面部肌肉)等;对于"听话"、可以配合的宝宝可以让他在面部水肿消退后做能够增强面部肌肉运动的小游戏,如吹气球等,增强面部肌肉运动,促进血液循环,协助宝宝恢复。只有医师和宝宝的家长双方积极配合才能使宝宝在最短的时间内康复。

宝宝面瘫痊愈后还会再次面瘫吗?

宝宝面瘫痊愈后,父母还是会非常担心,害怕宝宝再次生病,希望医师延长康复治疗时间或给予药物口服,以避免宝宝再次发病。其实医师会根据情况判断宝宝是否需要继续治疗,一般宝宝面瘫痊愈后,不需要再延长治疗时间来"巩固"治疗。

但宝宝父母需要注意的是患有面瘫的宝宝有再次发生面瘫的可能性,约7%的宝宝有面瘫复发。很多父母知道这个情况后非常担心,很害怕宝宝这次病好之后再次患有面瘫。宝宝面瘫痊愈后要合理饮食、积极运动,增强体质,只有宝宝自身的体质增强,"疾病"才不会找到他。

如果宝宝再次出现口角歪斜,家长不要慌张,一定要带宝宝及时就医,详细检查,明确诊断为面瘫后,积极治疗,即使是再次面瘫,痊愈的可能性也很大。

宝宝面瘫痊愈后还需要注意些什么？

　　很多面瘫宝宝的父母对宝宝都有"抱怨"，有的说："这孩子从小就爱生病，从来就没断过药，我们都是医院的'VIP'啦！"有的父母说："这孩子不爱吃饭，不自觉，每次吃饭都要追着喂。"等等。每个宝宝情况不同，家长的"烦恼"也不同。但是，无论是在宝宝面瘫之前、康复过程中还是治疗后，宝宝都应该合理饮食、积极运动，增强体质。中医学曾指出"正气存内，邪不可干"，这句话最主要的意思就是说一个人自身体质特别好，气血旺盛，疾病自然不会伤害到他。所以，我们可以知道，每个人是否生病与自身体质有着密不可分的关系。因此，每个宝宝的父母都应协助宝宝去均衡饮食、积极运动，让宝宝从小养成好习惯。只有宝宝自身的体质增强，"疾病"才不会找到他。

面瘫有发生后遗症的可能性吗？

宝宝在患有面瘫后，越早就诊效果越好，约75%的宝宝在患病后1个月左右可完全恢复。宝宝患病2~3个月仍然不能痊愈的，后期治疗的效果不好，可能会留有后遗症。一般来说，病程超过6个月尚未恢复的宝宝，日后难以恢复正常。所以，病史越久治愈的可能性越小。确切地说，宝宝患有面瘫后存在发生后遗症的可能性。

所以，父母在宝宝患病后千万不要存在侥幸心理，应该立即带宝宝到医院就诊，采

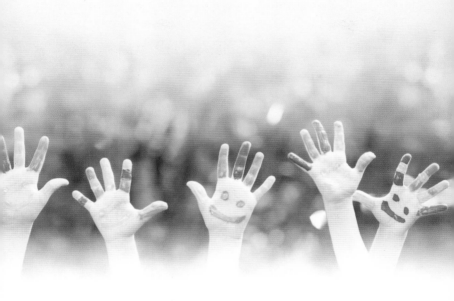

取相应的治疗手段,把发生后遗症的可能性降到最低。随着生活水平的提高,大家对容貌的要求也越来越高,社会上相当一部分人甚至认为姣好的容貌会给人带来更多的机会。这种现象既反映了一定的社会现实,也看出大家对自身容貌的重视。所以家长及时就诊非常重要,千万不要因为就诊不及时,以致面瘫最终没有完全恢复,给宝宝造成一生的遗憾。

宝宝患有面瘫后一定要
针灸治疗吗？

宝宝在被确诊为面瘫后，家长要尽早带宝宝去医院就诊，在医师的安排下进行针灸治疗，千万不要因为担心宝宝在针灸时候疼痛，担心孩子"受罪"，而不进行针灸治疗。

在临床工作过程中，经常遇到家长带面瘫已经1个月甚至几个月的宝宝来就诊，询问其治疗过程会发现，绝大多数发生面瘫后遗症的宝宝都没有进行过针灸治疗，究其原因，

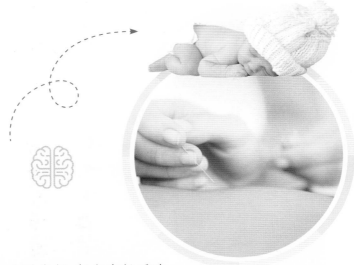

大致类似:很多家长反映
说宝宝太小啦,怕孩子扎针受罪;针灸的过程
中孩子哭闹太严重;"我家宝宝脾气特别大"
等,所以没有进行针灸治疗。就是这种"因噎
废食"的担心使宝宝错过了面瘫治疗的最佳
时机。其实,针灸治疗面瘫的有效性被大家普
遍认可,宝宝发生面瘫后,父母一定要及时带
宝宝做针灸治疗,协助宝宝尽快康复,缩短治
疗时间。

面瘫宝宝能够耐受
针灸治疗吗？

有些面瘫宝宝的家长非常"抗拒"针灸治疗，其实，一般面瘫宝宝完全可以耐受针灸治疗。

宝宝在接受针灸治疗时，会因针刺疼痛哭闹，家长在这个时候一定要冷静、客观地对待治疗，因为只有家长积极配合，宝宝才会鼓起勇气，积极康复。家长除了在针刺时配合、协助医师进行治疗外，还可以在宝宝留针时陪伴宝宝，根据自己宝宝平时的爱好，采取给宝宝念故事书、陪宝宝做一些不影响治疗的小游戏等分散注意力的活动，减轻针刺疼痛带来的不适。在临床治疗过程中，绝大多数宝宝都能在医师的指导和家长的配合下顺利完成治疗。

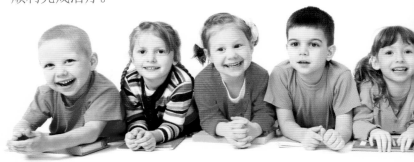

面瘫宝宝针灸治疗结束后可以洗脸吗？

很多宝宝在进行针灸治疗后，家长希望给宝宝洗洗脸，但很担心宝宝针灸后面部留有"针眼"，怕洗脸会对宝宝造成损害。其实这种担心也不是没有道理的，家长不要在宝宝拔针后立即给宝宝洗脸，以免针孔没有闭合造成感染，给宝宝的面部造成再次伤害。

家长想给宝宝洗脸，只要在针刺后一个小时左右就可以了。因为这个时候，宝宝面部因为针灸治疗造成的针孔已经完全闭合，洗脸不会给宝宝造成不利影响。可是，如果宝宝在针灸过程中哭闹造成脸上不干净怎么办呢？家长可以给宝宝用一块干净的毛巾进行简单的擦拭，暂时解决宝宝"大花脸"的问题，等一个小时后再给宝宝洗脸，宝宝就会变漂亮啦。

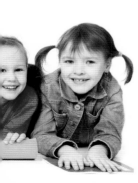

面瘫宝宝每天都要做针灸治疗吗？

宝宝患有面瘫后，医师会根据病情来确定是否需要每天进行针灸治疗。一般在治疗顺利的情况下，需要每天接受针灸治疗，以促进疾病康复。家长千万不要担心宝宝太"受苦"而擅自中断治疗，中断治疗会使治疗方案不能顺利进行，人为导致宝宝治疗时间延长。

坚持治疗并不意味着宝宝在治疗时期就得不到休息，有些家长认为宝宝每天治疗"太辛苦啦，不忍心"。其实医师会根据宝宝的情况，在治疗期间安排宝宝休息，根据医师要求进行短暂休息或由医师根据病情安排治疗时间，在医师的指导下会取得事半功倍的效果。

孩子患有面瘫后还可参加体育运动吗?

在孩子患有面瘫之后,家长往往非常担心宝宝再次受到疾病的"侵害",所以不会轻易让宝宝出门,不再让宝宝在小区里玩耍,不让宝宝跟父母一起出门逛街,取消宝宝的一切"外交活动"。即使来医院就诊也要戴帽子、口罩,围围巾等,杜绝一切再次生病的可能。

其实,宝宝之所以会生病,最主要的因素还是"正气虚弱",中医理论曾提出"正气存内,邪不可干"。所以宝宝面瘫后,在身体允许的情况下,可以进行适当的体育锻炼,提高自身身体素质,促进疾病康复,但宝宝在生病期间,尽量不要参加或少参加"剧烈"的体育运动,并且在运动出汗之后要及时擦干,同时避免因出汗后再次着凉的可能。

什么是先天性面瘫？

　　先天性面瘫是指宝宝出生后家长即发现宝宝有一侧眼睑闭合不好、同一侧面部的眉毛不能抬起、哭或笑时嘴角歪向没有生病的一侧等一系列表现。

　　日常生活中常见的表现为宝宝进食时，奶常从患侧淌下；哭闹时嘴巴歪向一侧；由于泪点随下睑外翻，泪液不能按正常引流而外溢；很多宝宝伴有患侧听力减退或耳郭畸形或面部其他畸形等症状。这些症状都是由于先天面神经核发育不全、血管功能不全等因素造成的。家长在发现宝宝出生后有这些表现时，不要着急、惊慌，要及时带宝宝来医院就诊，详细检查，以免因为没有及时就诊而延误宝宝病情。

宝宝为什么会患有
先天性面瘫?

宝宝出生后出现"口眼歪斜",家长往往非常着急,不知道是什么原因造成的。宝宝刚刚出生,因为害怕交叉感染,不想带宝宝来医院就诊。

其实,宝宝患有先天性面瘫的原因有很多,其中最常见的原因为先天性面神经管狭窄,即通过面神经的管道在还是胚胎的时候,也就是生长发育的早期未能良好地发育,而形成狭窄的通路,压迫了面神经,所以,所有能导致面神经压迫、损伤的因素都有可能导致宝宝一出生就表现为"口眼歪斜",即先天性面瘫。另外,还有很多其他的因素也有可能导致宝宝患有先天性面瘫,如感染、耳源性疾病、流行性感冒、脑膜炎、肿瘤、代谢障碍等均可能导致面神经损害,引发宝宝面瘫,所以家长在发现宝宝口眼歪斜后要及时来医院就诊,只有及时就诊,才能避免病情进一步加重。

先天性面瘫可以治疗吗？

在宝宝出现先天性面瘫的症状后，家长应及时带宝宝到正规的儿科医院就诊，通过医师的全面查体，并配合必要的影像学检查及化验检查，了解出现面瘫症状的原因。

先天性面瘫最常见的原因为先天性面神经管狭窄。感染、耳源性疾病、流行性感冒、脑膜炎、肿瘤、代谢障碍等。如能查出病因，即可以针对病因进行治疗。但先天性面瘫病因复杂，即使详细检查，很多情况下也不一定能够查出病因，所以不易治愈。

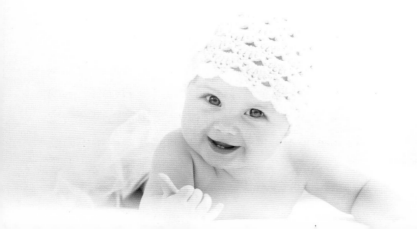

先天性面瘫有治愈的可能性吗?

先天性面瘫发生于刚出生的宝宝,不太容易治愈,一方面是因为宝宝面瘫治疗的安全性要求很高,宝宝年龄较小,肌肉很薄,同时会伴有严重的针刺哭闹,这就要求家长一定要到正规医院就诊,在医师指导下进行治疗;另一方面,刚出生的宝宝脸部奇怪的表情和哭闹很难令我们联想到面瘫,家长常常认为是正常的事,所以很多时候错失最佳的治疗时机,耽误宝宝的成长。

先天性面瘫的病因相对复杂,最常见的原因为先天性面神经管狭窄,即通过面神经的管道在还是胚胎的时候,也就是生长发育的早期未能良好地发育,而形成狭窄的通路,压迫了面神经,其治愈的可能性较小,尽管“困难重重”,家长仍应尽早带宝宝到医院,及时就诊,不要延误治疗的最佳时机,尽全力缓解宝宝的症状。

先天性面瘫需要做哪些检查？

先天性面瘫病因复杂,医师会根据宝宝的具体症状,依据可能的病因选择必要的检查。

其中,血常规、C 反应蛋白有助于了解是否有感染情况;头颅 CT 或头颅 MRI、颞部 CT 用于了解先天骨骼、颅内发育情况,排除面神经管狭窄可能;面部肌电图用于了解局部肌肉电活动情况,了解面神经损伤情况;

血糖、免疫项目是为了除外肿瘤、自身免疫性疾病、代谢障碍等引发的面瘫;同时,可以到耳鼻喉科就诊,医师检查后除外耳源性疾病。

通过上述有选择性的检查,来明确宝宝患先天性面瘫的原因。并针对其病因进行治疗。

臂丛神经损伤是怎么造成的？
只有分娩会造成臂丛神经损伤吗？

引起臂丛神经损伤的原因有很多。分娩时产程不顺、娩肩困难,巨大儿,产妇耻骨弓低平、角度小,宫缩乏力是造成新生儿臂丛神经损伤的常见原因;另外病毒感染、注射、外伤、手术不当等也会引起臂丛神经损伤,称为特发性臂丛神经病;各种不同的颈椎畸形、肿瘤亦可以损及臂丛神经根、丛及血管造成臂丛神经损伤;家族性臂丛神经病亦可以造成臂丛神经损伤等。因此分娩不是造成臂丛神经损伤的唯一原因。

臂丛神经损伤都有什么症状？
常见表现是什么？

臂丛神经损伤主要表现为损伤神经所支配的相应肌肉的功能障碍，松软无力。早期宝宝的整个上肢呈迟缓性麻痹，各关节不能或较少主动运动，但被动活动可以正常。常见的典型表现为患肢松弛悬垂于体侧，不能完成上抬、上举、屈肘及外展、外旋等活动，手腕下垂，手指不能屈伸或屈伸力量差等。

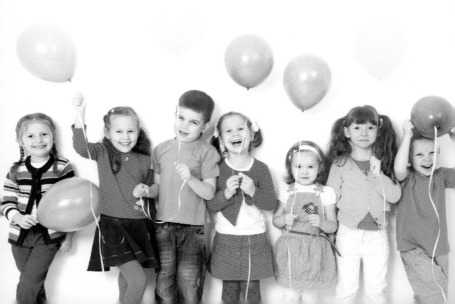

臂丛神经损伤分几种类型?

根据臂丛神经损伤的部位分三种类型:

🌼 上臂丛(颈5~7神经)损伤:整个上肢下垂、肩部不能外展与上举,手臂直伸,肘部不能屈曲,腕部虽有屈伸但力量减弱。

🌼 下臂丛(颈8~胸1神经)损伤:手的功能丧失或发生严重障碍,手指不能屈伸、手腕不能屈曲,大小鱼际出现肌萎缩,常伴有手部肿胀、青紫、指甲变脆、瞳孔缩小、眼裂变小及面颈部出汗等。

🌼 全臂丛损伤:早期整个上肢完全瘫痪,各关节不能主动运动,耸肩运动可存在。感觉完全消失,皮肤温度略低,肢体远端肿胀。晚期上肢肌肉显著萎缩,各关节常因关节囊挛缩而致被动活动受限,尤以肩关节与指关节严重。

根据神经有无断裂将臂丛神经损伤分为断裂型和挫伤型:前者是指臂丛神经断裂,后者是指神经未断裂,未断裂的臂丛神经损伤3个月后会有好转的迹象,断裂型的就没有这一表现,需手术治疗。

臂丛神经损伤与锁骨骨折
通过什么检查来区别？

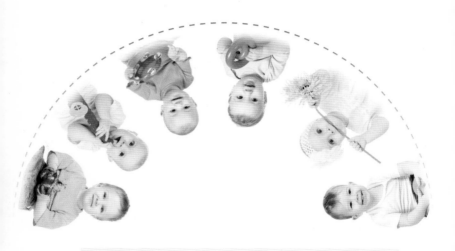

臂丛神经损伤与锁骨骨折可通过 X 线检查来区别,X 线检查可以确定有无骨折及其类型、性质和有无移位等。臂丛神经损伤可以合并有锁骨骨折。

宝宝患有臂丛神经损伤
需要治疗吗?

　　宝宝患有臂丛神经损伤需要治疗,而且治疗越早效果越好。由于臂丛神经损伤常常合并臂丛周围出血的情况,时间久了多会导致周围组织粘连、机化,形成瘢痕,因此尽早治疗不仅可刺激、促进受损神经的再生,保持肌肉质量,促进运动功能及感觉功能的恢复,还可以有效预防粘连,阻止瘢痕形成,防治肌肉萎缩等合并症。因此,对新生儿臂丛神经损伤,被动观察不如尽早治疗,治疗越早,瘢痕形成越小,越有利于宝宝的康复,因此,主张早期进行治疗。

宝宝患有臂丛神经损伤
有痊愈的可能吗？

宝宝患有臂丛神经损伤能否痊愈与宝宝臂丛神经损伤的程度、康复治疗时间的早晚、康复治疗的疗效反应等有关。如果宝宝臂丛神经损伤的程度不是太重，开始康复治疗的时间又很早，而且疗效反应很好，宝宝痊愈的概率就会非常大。

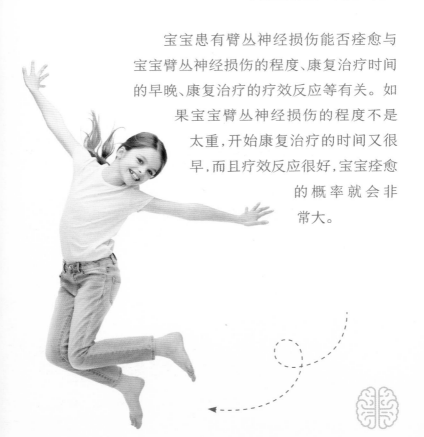

宝宝患有臂丛神经损伤是否会有后遗症？

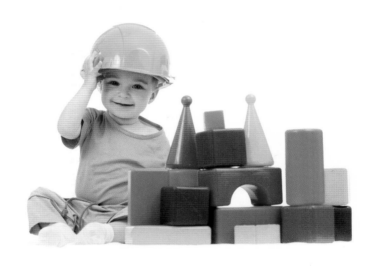

　　宝宝患有臂丛神经损伤是否会有后遗症与宝宝臂丛神经损伤的程度、康复治疗时间的早晚、康复治疗的疗效反应等有关。如果宝宝臂丛神经损伤的程度太重，未及早介入康复治疗，而且疗效反应较差，宝宝就会有后遗症的可能。

宝宝患有臂丛神经损伤一般需要做什么项目的康复治疗？

宝宝患有臂丛神经损伤时，早期康复应以保守治疗为主，即应用神经营养药物(维生素 B_1、维生素 B_6、维生素 B_{12}、复合维生素 B、单唾液酸四己糖神经节苷脂针、鼠神经生长因子针等肌注或穴位注射)、运动疗法、作业疗法、理疗(如生物反馈治疗、电刺激治疗、蜡疗等)以及针灸、推拿等综合方法对宝宝的患肢进行功能锻炼，松解损伤的神经及其周围组织的粘连，预防关节松弛或挛缩，促进患肢功能的恢复。如果宝宝臂丛神经损伤属于全断裂型，则建议尽早给予手术治疗。

患有臂丛神经损伤的宝宝需要做针灸治疗吗？

患有臂丛神经损伤的宝宝需要做针灸治疗。针灸疗法是我国传统医学的精华，在中医领域臂丛神经损伤属于"痿"症，早在《内经》中就有针灸治疗臂丛神经损伤的记载，针灸治疗有疏通经络、理气补虚、强筋健体、促进神经肌肉功能修复的功效。

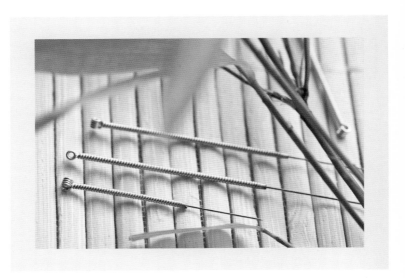

患有臂丛神经损伤的宝宝出生后
多久可以做针灸治疗？

建议臂丛神经损伤的宝宝
于出生 7~10 天后开始针灸治
疗,因为早期损伤的臂丛神经周
围易伴有出血和水肿,不适于
针灸治疗,出血和水肿消
退后进行针灸治疗更
为适宜。

患有臂丛神经损伤的宝宝针灸
结束后可以洗澡吗？

宝宝针灸结束后不建议马上洗澡。因为治疗结束后宝宝的经络处于开放状态，马上接触水或潮气对宝宝的健康非常不利，在针灸治疗结束 5~6 小时、经络恢复后再进行洗澡更为适宜。

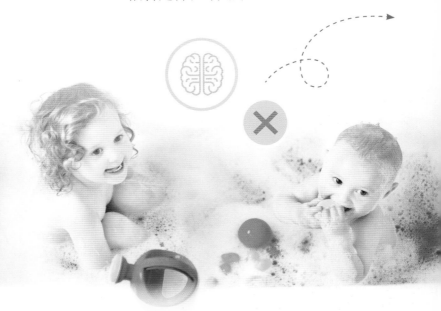

宝宝患有臂丛神经损伤需要做哪些检查？

　　宝宝患有臂丛神经损伤需要做以下相关检查：肌电图，锁骨、肩关节 X 线片，臂丛神经 MRI 等。臂丛神经损伤常常有难产史，故需要做头颅 CT 或头颅 MRI，了解是否合并脑出血或脑缺氧。

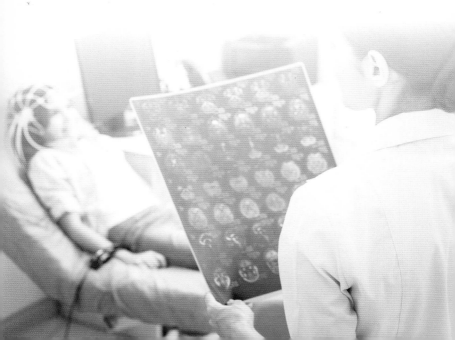

怀疑宝宝患有臂丛神经损伤需要对其做肌电图检查吗？

怀疑宝宝患有臂丛神经损伤需要对其做肌电图检查。目的是让医务人员重点了解臂丛神经根部及干部损伤的情况以及评估康复治疗效果,同时对于损伤严重、康复治疗效果差、需要手术治疗的臂丛神经损伤患儿,肌电图也是外科医师确定具体手术方式的客观依据。

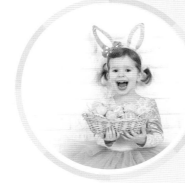

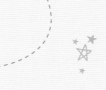

如何给患有臂丛神经损伤的宝宝
进行家庭训练？

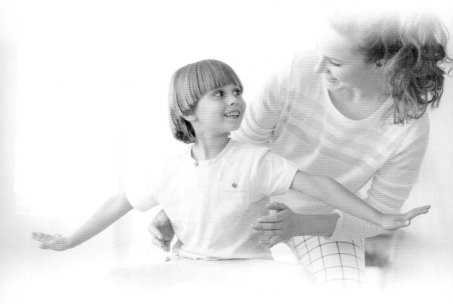

　　患有臂丛神经损伤的宝宝其患肢由于神经损伤而表现为局部感觉减弱或丧失,肌肉力量降低或无力,患肢松软无力、功能障碍的情况。除了在康复医疗机构接受专业康复以外,家庭康复对宝宝的康复也很重要,常用家庭康复方法有:

✿ **肌力的训练**：主要是通过训练改善患肢的肌力和功能，关节活动范围的保持训练，如手臂的前旋后转、肩关节外展与上举、肘关节屈伸、手腕部的屈伸运动，坐位及俯卧位时手支撑等辅助运动。当受累的肌力增至3～4级时，可进行抗阻力练习(注：手臂上可绑个小沙袋)，以争取肌力最大程度地恢复。

✿ **按摩**：针对损伤的肢体进行由轻到重的手法按摩。

✿ **叩击**：利用腕部的力量用手指端快速叩击宝宝的患肢，速度越快越好，刺激诱发肌肉收缩(注：操作治疗者一定要剪指甲)。

✿ **刷的疗法**：用稍长的软毛刷从手指端快速向肘、肩部重复刷，速度越快越好，刺激诱发肌肉收缩。

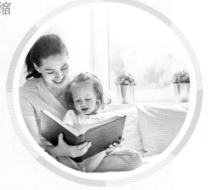

患有臂丛神经损伤的宝宝在日常生活中需要注意些什么？

患有臂丛神经损伤的宝宝在日常生活中需要关注以下方面：

⚙ **患病肢体功能位的保持**：在宝宝的患肢肩下垫物预防肩部下垂；仰卧位时要将宝宝的患肢屈肘、手心向着头部置于前胸部用别针把上肢衣服与胸前衣服固定于一起；家长抱起宝宝时可将宝宝的患肢置于家长的肩上。

⚙ **感觉丧失的保护**：宝宝受损的肢体易受进一步的碰伤、压伤或烫伤，护理宝宝一定要格外小心，宝宝侧卧时一定不要把患肢压在身体下面，避免压伤。

⚙ **肿胀的护理**：宝宝肢体肿胀时，可适当抬高患肢并用温水热敷，可适当进行肌肉的被动活动及改变关节位置，进行被动牵伸时动作应轻柔、缓慢，范围应逐渐增大，切忌粗暴，以免引起新的损伤。

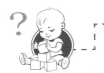

斜颈分几种类型?

斜颈是新生儿常见疾病的一种,常常容易被忽略。家长在没有经验的情况下,也不容易发现。

根据其临床表现斜颈可分为先天性斜颈,包括肌性斜颈、颈椎畸形;后天性斜颈,包括眼源性斜颈、反射性斜颈、炎性斜颈、麻痹性斜颈、习惯性斜颈。根据肌肉及纤维组织所呈比例,斜颈分为三种病理类型:肌肉型,以肌肉组织为主,仅含少量纤维变性的肌肉组织或纤维组织;混合型,含肌肉组织和纤维组织;纤维型,以纤维组织为主,含少量的肌肉或变性的肌肉组织。

其中,最常见的为肌性斜颈,一般通过 B 超进行判断。家长如发现宝宝头一直歪向一侧,一定要及时带宝宝到医院就诊,争取尽早治疗,取得满意效果。

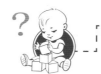

什么是肌性斜颈?

先天性肌性斜颈是儿童常见的先天畸形,是由于一侧的胸锁乳突肌挛缩而导致的颈部偏斜,患儿出生 10 天左右出现颈部肿块,逐渐出现头偏向患侧和患侧脸小,体检可见一侧胸锁乳突肌挛缩,颈部活动受限。

在家中宝宝父母发现宝宝斜颈的典型临床过程为:婴儿出生后数天内发现患儿头部向一侧肩部倾斜,脸转向对侧并后仰。当搬动头颈部使其呈正中位时,会感到一侧紧张,受到牵掣,即为斜颈的患侧。此时检查可发现患侧胸锁乳突肌中下部坚实的、软骨样的"瘤样"椭圆形包块。头向患侧偏斜,下颌、颏部指向健侧,头向健侧旋转受限,检查宝宝颈椎结构正常。

家长带宝宝就诊时,医师会先检查宝宝颈椎结构是否正常,明确诊断宝宝患有肌性斜颈后才给予治疗。

宝宝患有肌性斜颈的常见原因是什么?

宝宝患有先天性斜颈的原因有很多种,病因不易追溯。目前常见的因素有以下几种:分娩时,一侧胸锁乳突肌因受产道钳挤压牵拉受伤出血,血肿肌化形成萎缩;分娩时胎儿头位不正,阻碍血液供应,引起该侧胸锁乳突肌缺血性变化,肌纤维水肿、坏死及继发性纤维增生,最后引起肌肉萎缩;胎儿在子宫内部头向一侧偏斜,阻碍一侧胸锁乳突肌血液供应,久而久之引起该侧胸锁乳突肌缺血性萎缩所致等。

肌性斜颈的病因相对复杂,无法用单一原因来解释,但肌性斜颈的病理变化均为患侧胸锁乳突肌挛缩所致。

肌性斜颈需要做哪些治疗？

宝宝被确诊为肌性斜颈后，根据病情轻重可选用保守治疗或手术治疗。保守治疗包括按摩治疗、徒手牵引、蜡疗等。在治疗手法中按摩起到了最重要的作用。

按摩常常是以推法、揉法、拿法、捏法等主动手法，与拔、伸、旋转等被动手法相互结合。通过主动手法机械能转化为热能的综合作用可以起到扩张局部毛细血管、加速局部血液循环、增强局部皮肤和肌肉组织营养供应的作用，从而促进肿块的吸收。同时还可以促进受累肌群的发育，缓解肌肉的萎缩，从而使颈部活动恢复正常。拔、伸、旋转等被动手法，可增加肌肉的伸展性，拉长伸展萎缩的肌肉组织，松解粘连组织，有利于恢复肌肉弹性，改善和恢复颈部的活动功能，同时萎缩的肌肉得到放松后，又可大大改善肌肉的血液循环，从而促进肿块吸收，改善肌肉萎缩，使颈部活动恢复正常。

如果保守治疗效果不理想，或发现时病情较重，应根据医师建议进行手术矫正治疗。

是否可以给患有肌性斜颈的
宝宝按摩?

　　宝宝出生后一旦发现本病,可以立即开始对肿块施以手法按摩,以增进局部血液供应而促使肿块软化与吸收。对轻型者效果明显,甚至可避免手术矫正,减轻手术给宝宝带来的痛苦。

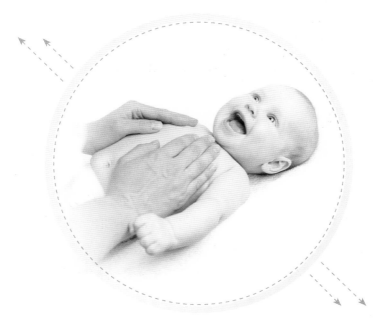

肌性斜颈需要做手术吗？

根据患儿的病情,若患儿病情较重,应立即采取矫正手术,而症状轻型的患儿可以根据保守治疗的情况来处理。如果患儿保守治疗效果明显,可以基本恢复,避免手术带来的痛苦。如果保守治疗效果不好,应该尽早进行手术治疗,以缓解改善患儿颈部畸形的情况。如未及时进行矫正,随着患儿的成长,可逐渐出现头和面部的继发变形,患侧面部短小,外观较消瘦而扁平,眉弓及眼裂均向患侧倾斜,以致外眦与口角间距离小于健侧。长期未治疗的患儿,患侧颈深筋膜、颈动脉鞘和邻近的颈部深层肌肉如肩胛舌骨肌、前斜角肌及斜方肌前缘也会相继发生挛缩,颈椎逐渐发生形态和结构上的改变,并可能出现继发性颈椎侧弯及双肩不平等。

什么是坐骨神经损伤？

坐骨神经由第 4、第 5 腰椎和第 1 到第 3 骶椎的神经根组成，是全身最粗大的神经，经坐骨大孔穿出骨盆，坐骨神经一般自梨状肌下孔穿至臀部，进入臀部后，被臀大肌覆盖，此处为臀部坐骨神经最浅表部位，此段无较粗分支、周围组织疏松、紧邻髋关节，肌内注射、髋关节脱位、骨盆骨折等均易造成该处坐骨神经损伤。临床常见的是由于臀部肌内注射而导致的坐骨神经损伤，另外，外伤骨折、髋关节脱位也能损伤坐骨神经。当患儿出现坐骨神经损伤时应尽早及时治疗，避免功能恢复不良而导致下肢畸形。

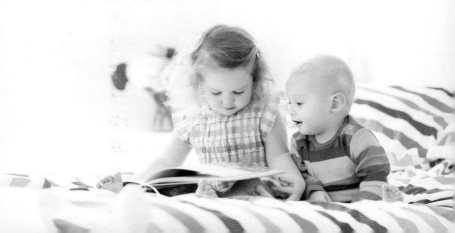

宝宝患有坐骨神经损伤
有哪些表现？

　　患儿坐骨神经损伤主要表现在运动功能异常、肢体感觉异常以及肌肉营养等方面。根据损伤的阶段不同又有不同表现，如损伤部位在坐骨大孔处或坐骨结节以上，则股后肌群，小腿前、外、后肌群及足部肌肉全部瘫痪。如在股部中下段损伤，则只表现为膝以下肌肉全部瘫痪。如果是分支损伤，则分别为腓总神经及胫神经支配区的肌肉瘫痪。肢体感觉方面除小腿内侧及内踝处隐神经支配区外，膝以下区域感觉均消失。其主要表现为脚趾不能活动，足下垂，小腿后外侧和足部感觉丧失，部分患儿膝关节不能弯曲，呈伸直状态，患儿行走时有跨越表现。坐骨神经所支配的肌肉皮肤往往出现严重营养改变，足底常常有较深的溃疡。

宝宝患有坐骨神经损伤需要做哪些检查?

当患儿出现坐骨神经损伤症状时应首先通过影像学检查其是否有脊髓损伤、骨折等情况,其次对于坐骨神经损伤诊断最主要的检查是肌电图检查。

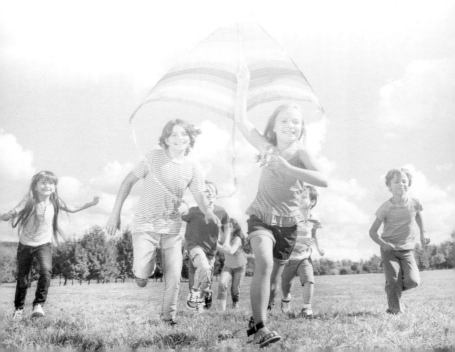

宝宝患有坐骨神经损伤有哪些治疗方法？

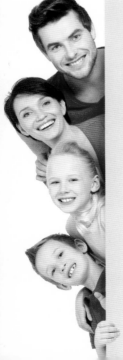

坐骨神经损伤是周围神经损伤中最难处理和疗效最差的损伤之一。其各段损伤与局部解剖关系密切。治疗应持积极态度，根据损伤情况，采取相应的治疗方法。宝宝被确诊为坐骨神经损伤后，要积极进行康复治疗，具体的治疗方法也应根据其损伤的原因进行。药物注射伤应争取尽早行神经松解术，生理盐水反复冲洗，术后采用高压氧治疗，可有效促进损伤坐骨神经再生修复，宝宝的年龄越小，手术越早，效果越好；如为切割伤等锐器伤，应一期修复，行外膜对端吻合术，术后固定于伸髋屈膝位 6~8 周；如为髋关节脱位或骨盆骨折所致的坐骨神经损伤，早期应复位减压，解除压迫，观察 1~3 个月后，根

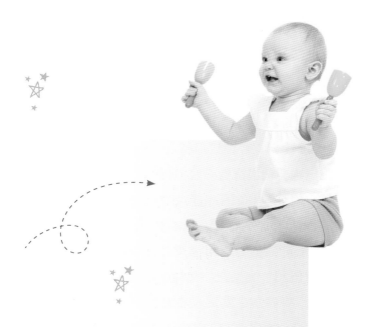

据恢复情况,再决定是否探查神经;如为
火器伤,早期只做清创术,待伤口愈合后
3~4周,再行探查修复术。晚期足踝部
功能重建可改善肢体功能。

术后康复对患儿的功能恢复具有积
极作用,如针灸、按摩、肢体功能训练、肌
兴奋、蜡疗、水疗等,同时配合营养神经药
物治疗。

宝宝患有坐骨神经损伤需要针灸治疗吗？

宝宝确诊为坐骨神经损伤后，在进行现代医学治疗的同时，一定要积极进行针灸治疗。

尽早地接受针灸治疗能疏通经络，促进气血运行，有利于改善麻木、肿胀、瘀斑等症状。调和阴阳，疾病发生在总体上可归纳为阴阳失衡。针灸通过经络阴阳属性、经穴配伍和针刺手法使机体从阴阳失衡状态向平衡状态转化。疾病发生发展及转归过程实质上是正邪相争过程，针灸治病能发挥其扶正祛邪的作用。

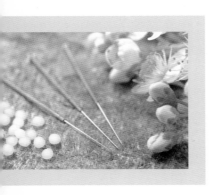

在临床研究中，针灸治疗作用非常明显，患病早期进行针灸对疾病恢复非常有帮助。而且家长不需要担心宝宝因疼痛而拒绝针灸治疗，在临床中，患儿对于针灸治疗的接受程度基本令家长满意。

患有坐骨神经损伤的宝宝
患病多久可以做针灸治疗？

　　宝宝被确诊后，即应在医师的要求下进行针灸治疗，千万不要因为担心宝宝在针灸时候疼痛，担心孩子"受罪"，而不进行针灸治疗。应早期接受针灸治疗，通过针灸治疗疏通经络，调和阴阳，扶正祛邪为宝宝提高正气，为患儿尽早恢复提供了有利条件。针灸治疗的临床有效性被广为认可，宝宝患病后，父母一定要及时带宝宝做针灸治疗，协助宝宝尽快康复，缩短治疗时间。

家长如何给患有坐骨神经损伤的宝宝进行家庭训练？

宝宝确诊为坐骨神经损伤,家长应尽早将宝宝送往医院进行治疗以及康复,并积极配合康复医师。除在医院进行针灸、按摩、肢体功能训练、肌兴奋、蜡疗、水疗等康复治疗外,回家后,还应在康复医师的指导下对宝宝进行家庭康复治疗,家长在家中可以做的治疗有水疗、热敷、按摩、肢体功能训练等。家庭训练对患儿的恢复起着重要作用。可以让患儿尽早从下肢功能障碍的阴影中走出来。

宝宝患有坐骨神经损伤会有后遗症吗？

宝宝患有坐骨神经损伤,有可能会有后遗症。若为坐骨神经完全损伤,坐骨神经的功能都会丧失,其运动功能、肢体感觉以及其肌肉营养功能等都会出现缺失,而成为后遗症。部分神经损伤严重、康复治疗效果不理想的患儿会有后遗症出现。但对于坐骨神经损伤较轻的患儿积极治疗后常常能达到满意的疗效,避免后遗症的出现。

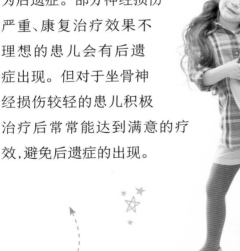

宝宝患有坐骨神经损伤出现走路姿势异常怎么办?

坐骨神经所支配的主要是与下肢运动相关的肌肉,所以,坐骨神经损伤的宝宝在完全康复之前,都会伴有走路姿势异常,而患儿坐骨神经的损伤部位不同,其控制的肌肉不同,也会出现不同的下肢功能异常,这是本病的主要表现。在这种情况下,更需要家长配合康复医师积极给宝宝进行康复训练,与此同时可以给宝宝穿矫正鞋或支具以改善宝宝走路姿势异常的情况,避免造成关节的损伤。通过一段时间的康复治疗,部分宝宝能够恢复正常的走路姿势,避免出现由于坐骨神经损伤而导致的下肢畸形等后遗症,提高患儿日后的生活质量。

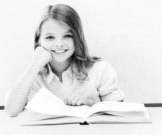

阅读笔记